U0285031

四季养生

大字版

龚建星 / 编

中国中福会出版社

图书在版编目（CIP）数据

四季养生 / 龚建星编. — 上海：中国中福会出版
社，2016.5
　（送给爸爸妈妈最好的礼物）
　ISBN 978-7-5072-2255-5

　Ⅰ.①四… Ⅱ.①龚… Ⅲ.①养生（中医）—基本知
识 Ⅳ.①R212

　中国版本图书馆CIP数据核字(2016)第104086号

四季养生

总 策 划	赵丹妮
编　　者	龚建星
责任编辑	郑晓方
装帧设计	钦吟之

出版发行	中国中福会出版社
社　　址	上海市常熟路157号
邮政编码	200031
电　　话	021-64373790
传　　真	021-64373790
经　　销	全国新华书店
印　　制	上海昌鑫龙印务有限公司
开　　本	787mm×1092mm　1/16
印　　张	8.5
字　　数	100千字
版　　次	2016年8月第1版
印　　次	2016年8月第1次印刷
书　　号	ISBN 978-7-5072-2255-5/R·8
定　　价	22.00元

创造人生的至美境界（总序）

赵丽宏

这套书，凝聚着编者的美好创意和良苦用心。我浏览这套书的内容时，既喜悦，也感动。

这套书，可以送给我们的爸爸妈妈，让他们有机会阅读编者精心选择的美好诗文。诗歌、散文、小说、书信、演讲，都是百里挑一的精湛文字，有真情，有智慧，也有人间的至理名言。这些文字，年轻的爸爸妈妈未必读过，那就先自己细细阅读，用心感受。如果曾经读过，也不妨静心重温。这些文字，不仅你们自己可读，更可以用来陪伴你们的儿女，让他们一起来欣赏辽阔绮丽的文学天地，一起来游历用文字构筑的真善美的世界。读这样的书，可以让年轻的父母变得更优雅，也可以引导正在成长的儿女一起步入文明的殿堂。亲子阅读，是人生的至美境界。培养孩子从小亲近美好的文字，通过阅读让心灵成长，这当然是送给年轻父母的最好礼物。

这套书，年轻的爸爸妈妈也可以用来孝敬自己的父母。父母老了，需要晚辈的关心，他们的晚年，不应该被孤独和病痛笼罩。相信很多老人会喜欢这些书，书中的文字，既方便他们阅读，也可以为夕阳斜照的花园提供丰富多彩的营养和欢悦。书中有养花的经验，有书法的入门，有手工编织的教程，还有保健的知识、养生的方法。这是为中老年人编的书，是为金色年华提供情趣、欢乐和健康的书。这些书，不仅老人可读，也可三代人一起品读，一起议论，一起实践，一起感受生活之美。我想，这样的读书时光，可以为人间的天伦之乐作最生动的注脚。

用这样的书作为礼物，送给父母，送给儿女，传递的是文雅的风尚，是生活的情调，是人间的关爱，是任何力量也无法割断的亲情。

在欣赏这套书时，我情不自禁地想起了很多年前我写的一首赞美人间好书的诗，其中有这样的诗句：

我用目光默默地凝视你们
我用思想轻轻地抚摸你们
我用心灵静静地倾听你们
我的生命因你们的存在而辉煌

我的生活因你们的介入而多姿
岁月的风沙可以掩埋我的身骨
却永远无法泯灭你们辐射在人间的
美丽精神

　　这是一套可以在人间辐射美丽精神的书。这样的书，有创意，有爱意，有实用价值，既能抚慰心灵，提升精神，也能滋润生活，改善人生。我郑重地向读者推荐这套书，为天下的父母，也为人间的儿女。

2016 年初春于四步斋

前　言

龚建星

毫无疑问，中国已经出现了老龄化的趋势。这种趋势的出现，有人口结构上的问题，也与医疗系统的覆盖面逐渐推广和医疗水平的大幅提高有很大的关系。值得一提的是，城乡居民对于保健养生的认识、兴趣和热情，达到了前所未有的高度，令人惊讶。中国人的平均寿命得到了跨越式的上升，不能不说与他们的自我保健意识的增强，互为表里，互为因果。

人的平均寿命，体现了一个国家、一个社会运行的健康程度。曹操说过这样的话："盈缩之期，不但在天；养怡之福，可得永年。"他是懂得养生的重要性的，他的这种生活理念，正越来越多地被现代人接受。

期颐之年，是所有人都期待的。而长寿，不就是人生重要的目标之一吗？

有鉴于老龄化进程的提速，有感于全民健身活动的如火如荼，以城市居民为主要读者对象的《新民晚报》，决定新创一个为老年读者量身定做的服务性周刊《金色池塘》，我受命担任这个周刊的主编。经过周密酝酿和设计，我们将周刊口号定为"关注老人，就是关注自己"，于 2014 年 3 月推出，因内容贴近生活、丰富多彩而深受读者喜爱，其中，全方位、多角度地传播养生保健知识信息的"长命百岁"专版，尤其得到读者青睐。

中国中福会出版社注意到了我们工作的特殊性、重要性和成长性，认为"长命百岁"上发表的那些内容正好契合他们正在策划的一套为老龄人提供信息服务的丛书选题，希望能从中挑出几个专题，裒成一集，形成一个系列。

出版社方面已经有了一个总体构想，于是，"长命百岁"中"四季养生"的内容最先进入策划编辑的视野。当然，最适合编辑这本书的，是"长命百岁"专版的责任编辑王燮林先生，可是燮林兄恰好忙于他事，无暇董理。出版社资深编辑郑晓方女士便拿出"扎硬寨，打死仗"气势，逼我来做这件事，于我而言，既义不容辞，又诚惶诚恐。

这本《四季养生》，基本上涵盖了四季养生的主要节点，应当说很有参考价值。由于报纸是讲究时效性、多样性和持续性的，再加上"长命百岁"这个专版创办的时间很短，所以涉及的内容不可能面面俱到，覆盖所有养生范畴的知识点，也无法满足读者收集"四季养生"所有信息的意愿。我只能说抱歉了。但我们有信心：随着"长命百岁"专版持久、向好的存在、发展，给老龄读者贡献更多、更好、更完备的养生知识和攻略，是完全有可能的。

感谢中国中福会出版社提供了一个很好的出版机会，感谢燮林兄编出了很好的版面。没有这些坚强的支持和赞助，我和读者，都看不到这本书。

目 录

春之篇

立春养生六大原则

立春，意味着从这一天起，春季开始了。"春，蠢也，动而生也。"意味着闭藏的冬天结束了，在此开始阳动而充满生机的春天。立春时节，人体的生理变化主要是：气血活动开始加强，新陈代谢开始旺盛；人的精神活动也开始变得活跃起来。中老年人去看看立春节气养生六大原则吧。

早睡早起以养肝 《黄帝内经》说："春三月，此谓发陈，天地俱生，万物以荣，夜卧早起，广步于庭，被发缓形，以使志生，生而勿杀，予而勿夺，赏而勿罚，此春气之应，养生之道也。逆之则伤肝……"意思是说立春过后，万物欣欣向荣，这时人们应当顺应自然界生机勃发之景，早睡早起，早晨去散散步，放松形体，使情志随着春天生发而不可违背它，这就是适应春天的养生方法。违背了这种方法，就会损伤肝脏。因此，立春养生六大原则之一是春季以调理肝脏和舒畅身体为主要的养生方法。在经过秋冬季节的积累能量后，到了春夏季节我们的经脉就开始运转了，人体就开始释放能量。而肝在五脏中的作用，则刚好是主疏泄、释放，所以，立春就得以养肝为总的原则。

防止旧病复发 古谚语："百草回芽，旧病萌发。"可见立春后进入疾病多发季节。春天的多发病有肺炎、肝炎、流脑、麻疹、腮腺炎、过敏性哮喘、心肌梗死、精神病等。立春养生六大原则之一是对于有肝炎、过敏性哮喘、心肌梗死等的患者要特别注意调养预防。

不要过早减衣 虽然立春了，但气温还未转暖，立春养生原则之一就是不要过早减掉冬衣。冬季穿了几个月的棉衣，身体产热散热的调节与冬季的环境温度处于相对平衡的状态。由冬季转入初春，乍暖还寒，气温变化又大，过早减掉冬衣，一旦气温下降，就难以适应，会使身体抵抗力下降。病菌乘虚袭击机体，容易引发各种呼吸系统疾病及冬春季传染病。

每天梳头百下 《养生论》说："春三月，每朝梳头一二百下。"春季每天梳头是很好的养生保健方法。因为春天是自然阳气萌生升发的季节，这时人体的阳气也顺应自然，有向上向外升发的特点，表现为毛孔逐渐舒展，代谢旺盛，生长迅速。故春天梳头，正符合这一春季养生的要求，有宣行郁滞，疏利气血，通达阳气的重要作用。

少吃补品和盐 很多人崇尚冬季进补，但是立春后进补要适度。一年四季有"春生、夏长、秋收、冬藏"的特点。人们应顺应自然规律。冬季根据个人体质适量进补，符合冬藏的养生原则。但立春之后的一段时间内，不论是食补还是药补，进补量都要逐渐减少，以便逐渐适应即将到来的春季舒畅、升发、条达的季节特点。与此同时，减少食盐摄入量也很关键，因为咸味入肾，吃盐过量易伤肾气，不利于保养阳气。

多吃辛甘发散食物　春季阳气初生，饮食的调养除了注意升发阳气，还要投脏腑所好，立春养生原则之一是适当吃些辛甘发散之品。食物可选择辛温发散的小葱、香菜、韭菜等，这些不仅是调味佳品，还有重要的药用价值，可以产生增进食欲、杀菌防病的功效。在立春时节中老年人还必须少食辛辣之物。

（邓喆君）

春风时好时恶　健康不能大意

春风作为春季的一种标志性的天气现象，会直接影响人的感觉，就像王安石在诗作《春风》里描写的那样："春日春风有时好，春日春风有时恶。不得春风花不开，花开又被风吹落。"这里的"有时好""有时恶"说明春天的天气变化多端。这样的气候，对老年人的健康当然也会有一些负面影响。

春天是个天气多变的季节。当冷空气占优势时，乍暖还寒的天气使人体极难适应，不仅容易患上感冒等呼吸道疾病，一些心脑血管病患者也常常因为麻痹大意而导致病情加重甚至危及生命。调查结果表明，每年的 3～4 月份是心肌梗死病的高发期之一，其中诱发心肌梗死的主要天气之一就是"寒潮过境时的大风"。

春日里，人们一般都喜欢外出游玩。不过，当室外风速超过每秒 6 米时，风沙、尘土等污染物会刺激人的鼻腔和咽喉黏膜，易使人患上呼吸道疾病。即使是每秒 2 米左右的微风，也会将散落在地的花粉扬起，容易使人患上荨麻疹、过敏性皮炎，鼻炎和哮喘病患者的病情也极易加重。此外，多风的春天，风道上的负氧离子数量大大减少，容易使人感到紧张、压抑和疲劳，年老体弱者常常因此而患病。此外，多变的气候还可引起气候敏感者血液中激素大大增加，体内产生过多肾上腺素，使得精神紧张、情绪低落、困乏疲劳，有人称为"肾上腺综合征"。

在"倒春寒"天气下，温差加大，此时，风力每增加一级，给人体的感觉就相当于气温下降2～3摄氏度。从这个"感觉"说，春风有时比冬天的风更富寒意。所以，为了预防寒冷的"春风"致病，人们一定要关心天气变化，注意防寒保暖。

（霍雨佳）

清明时节"一平一嘘"巧养肝

春天是阳长阴消的开始，阳气上升，阴气下降，所以重点要养阳。树芽萌发，万物生长，对应的颜色为碧色和绿色。肝气内应，养生之道在于以养肝为主，如果肝气不得调养，金不能克木，人就容易出现抑郁、焦虑等心理症状。另外，清明时节要进行祭祖扫墓、踏青、寒食禁火。心情要明朗、淡然为宜。且祭祖思念亲人过于悲伤，会伤害身体。所以清明时，养肝显得十分重要，不妨学会"一平一嘘"。

平抑肝火 清明，乃天清地明之意。清明前后正是肝阳生发最旺的时候，"肝火大"不只是情绪难以控制，更会导致口干舌燥、口苦、口臭、头痛、头晕、眼睛干涩、睡眠不稳定、身体闷热、舌苔增厚等症状。此时，除了拒绝香辣美食的诱惑，还需要一些食疗来"灭火"。

那些平时性情比较急躁、爱发火，或是一到春天就特别容易目赤肿痛的人，都是因为肝火太旺了。所以要每天喝喝菊花茶，因为菊花属辛凉解表药，味甘苦性微寒，是以清肝热、去肝火为主的。此外，当感到眼睛疲劳时，可沏上一杯热气腾腾的菊花茶，伏在杯口上用菊花茶的蒸汽熏眼，大约两三分钟即可消除眼部疲劳。也可尝试每天喝喝枸杞子茶。枸杞性味甘平，具有滋肾、养肝、润肺、明目、强壮筋骨、改善疲劳的作用。另外，苦菊、苋菜，可谓大自然派来的春日"消防员"。

"嘘"音养肝脏　首先用鼻子长长地吸一口气，然后徐徐地用口呼出，呼气的时候同时发"嘘"字之音，徐徐呼之，不要让自己的耳朵听到了"嘘"音，只是意念发音而已。呼气的时候，睁大眼睛，可以排出肝脏的邪气和邪热，也可去除四肢发热、眼昏、胬肉、赤红、风痒等症。反复"嘘"之，绵绵不断，病好为止。但也不可"嘘"之过度，过度了就会损伤肝气。

一个人如果能使心志内守，不为怒动，并时常保持一种喜悦的心情，那么肝病就不会发生。所以春三月木旺之际，天地之气生发，万物繁荣茂盛，如果要使神志安宁，必须戒除一切杀伤的行为，这样才合乎太清，以顺应天地之间的生发之气。

（顾　年）

老人春季养生要"三保"

春季气压时高时低，人体跟着温度和气压不断调节，会比较疲累。虽然到了春天，但风依旧寒冷，对人体刺激很大。寒冷的刺激使血管收缩，使心肌供血不足，容易发生急性心肌梗死。所以，老年人此时防心脑血管病要特别注意讲平衡，还要做到"三保"。

保冷热平衡 冷热的变化直接影响着心血管的收缩功能。针对春季忽冷忽热的特点，一定要坚持"春捂"。患有心脑血管病的老人要根据天气预报随时增减衣物，室内温度应保持在20℃左右。温度过高或过低，都会造成血流缓慢、血液黏稠度增高，从而导致血栓形成、血管收缩或痉挛，还可造成心肌耗氧量增加。

保压血平衡 血压急剧波动是导致心脑血管病意外的重要原因。老年人要防止血压忽高忽低，尤其要避免血压突然升高。引起血压升高的诱因主要有兴奋激动、愤怒火盛、苦闷心烦、骤冷刺激、劳累过度等。因而心脑血管病人要保持情绪稳定，切忌大喜大悲、大恐大惊，保持轻松愉快的心态。另外，老年人要防止腹压突然加大，如便秘者用力过大，运动过于激烈，把重物突然猛劲背上肩等。

保饮食平衡 对于心脑血管病人来说，千万要管住自己的嘴。春天，饮食要以清淡、均衡为原则，适当摄取动物脂肪和蛋白质，如新鲜瘦肉、鱼类、禽、蛋类、豆类等。主食宜选择粗粮及粗纤维食物（如红薯、玉米等），防止大便秘结对心脏产生不良影响。还要多吃些新鲜蔬菜、水果，以保证足够的维生素、微量元素的摄入。多食豆类、豆制品有利于胆酸排出，使胆固醇合成减少。还宜多吃鱼，因为鱼能降低血液中胆固醇和血液的稠黏度，防止冠状动脉血栓形成。另外，忌暴饮暴食，特别是过量的饮酒，是心脑血管病的重大诱因，应高度警惕。

（魏　俊）

春季降肝火从饮食入手

春季身体最容易遇到的问题就是肝火旺盛。因此，在饮食上应针对性地采取降肝火的食疗方法。

清淡饮食　降肝火要远离易致肝火旺盛的食物，刺激性的食物容易导致肝火上升，如辛辣、燥热、煎炸的食品，如辣椒、生姜、胡椒、咖喱等。油腻的食物则会加重肝脏的负担，因此，春季养肝，饮食上要注意清淡，以性平味甘清润的食物为主，如百合、栗子、石斛等。

多喝梨水　梨中含有蛋白质、脂肪、糖、粗纤维、钙、磷、铁等矿物质和多种维生素，具有降低血压、养阴清热的功效。煮熟的梨有助于肾脏排泄尿酸和预防痛风、风湿病、关节炎，梨还具有润燥消风、醒酒解毒等功效，因此春季降肝火的食疗中，梨当属最佳食物。梨水食疗法：川贝母10克捣碎成末，梨2个，削皮切块，加冰糖适量，清水适量炖服。

菊花薄荷茶　菊花、薄荷各3克，泡水喝即可。菊花具平肝明目、解热养阴之功效，薄荷疏肝可解郁。

枸杞菊花茶 胎菊花 6 朵,枸杞和开水适量,春季常饮有降肝火之效。

吃草莓 对于肝火旺盛的人来说,草莓既能养肝,又是去肝火的高手。从中医角度讲,草莓性凉、偏酸甜,能养肝护肝,又因红色入心,可去心火。此外草莓是典型的浆果,维生素 C 的含量丰富,有助于人体吸收铁质,使细胞获得滋养。但草莓是凉性的食物,脾胃虚寒、容易腹泻和胃酸过多的人,要控制食用量。

吃西红柿 西红柿含有丰富的维生素,营养丰富,还能够清热解毒,平肝去火。

吃苦味食物 主要包括苦瓜、杏仁、苦菜、苦丁茶、芹菜等,能够解热消暑、消除疲劳。

(刘玉雯)

春季排毒妙方

　　春天阳气开始上升,而肠胃里又积攒了一个冬天的毒火。容易消化吸收的茄子泥能够调理脾、胃、大肠三大经络,正好可以帮上忙。

　　心火大、痰热、大便干燥,这些容易出现的毛病,到了春天,更容易犯,还特别容易招来感冒。茄子具有清热解毒的作用,正好可预防这些毛病。不仅如此,茄子能通络散瘀、消肿止痛,可缓解热毒口疮、皮肤溃疡。

　　如果有痔疮出血以及跌打损伤的小毛病,吃点茄子泥吧,保证症状缓解得快。

（赵国明）

春天喝蜂蜜五大益处

第一，去疲劳。在所有的天然食品中，蜂蜜为大脑神经元提供的能量最高。蜂蜜所产生的能量比牛奶高约5倍，能够在很短时间内补充给人体能量，消除人体疲劳和饥饿。蜂蜜中的果糖、葡萄糖可以很快被身体吸收利用，改善血液的营养状况。且蜂蜜不含脂肪，富含维生素、矿物质、氨基酸等，经常服用能使人精神焕发，提高记忆力。

第二，抗过敏。春天过敏源增多，易引起特殊体质的人过敏。而蜂蜜可缓解花粉等引起的过敏症，长期服用，还可缓解哮喘症。每天喝一勺蜂蜜可远离哮喘、瘙痒、咳嗽等季节性过敏症状。

第三，消积食。蜂蜜可促使胃酸正常分泌，增强肠蠕动，能显著缩短排便时间。若有积食，可以每天早晚空腹服蜂蜜25克。

第四，清肠道。蜂蜜导泻效果好，而且无副作用，但一定不能过量服用，否则可能导致腹泻。习惯性便秘者可早晚用温开水冲服蜂蜜 30 克，连服 2～3 天。

第五，润肺止咳。蜂蜜可润肺，具有一定的止咳作用。可用百部 30 克煎汤，把汁液倒在 60 克蜂蜜上，用小火煎沸，融合成膏状，每次取一匙蜜膏用开水冲化后喝掉。

（赵国明）

韭菜红枣除春困

　　春眠不觉晓。在春困的季节，有些人总觉得睡不够。这主要是由于在寒冷的冬天通常门窗紧闭，人体的毛细血管收缩，从而减少热量的散失。当进入春季后，随着气温升高，阳气生发，人体皮肤毛细血管舒张，毛孔扩张，身体其他部位的血流量增加，而大脑供血量就相对减少。而且新陈代谢逐渐旺盛，大脑供氧量也减少了。因此，一到春天，人们往往会感到十分困倦。想消除春困，就要健脾祛湿，多运动吸收阳气，还要进行饮食调理。

　　另外，气候潮湿，春雨不断，致使湿气更重，令人觉得头重身困、四肢酸重、精神疲惫。湿为阴邪，容易损伤脾胃，所以胃口也不太好。

　　食疗是解决春困最有效的方法，建议多吃辛甘之物。辛味食物的代表是韭菜。韭菜，在中医药典上有"起阳草"的美称，是我国最古老的蔬菜之一，有温补肾阳的作用，使人精力充沛、容光焕发，尤其适用于腰膝酸冷、四肢不温、腹中冷痛、小便清长、大便如水泄的人。韭菜可以单独炒熟，也可以韭菜煎蛋或者韭菜炒腊肉、瘦肉等。但韭菜辛辣温热，虽有壮阳、益肾、祛寒之功，也能引发皮肤疮毒，多食令人口气发臭和目眩。患有痈疽疮肿及皮肤癣、皮炎、湿毒者忌食。热症、阴虚火亢者慎食。韭菜也不宜在晚餐食用，因为易引起烦躁多梦，影响睡眠。

（谭　秋）

春季"火大"用食疗

春天自然界万物复苏，阳气上升，易扰动人体肝、胆、胃肠蓄积的内热，出现春燥。另外，春季，天气变化无常，老年人也易由于生理机能失调而致"上火"。如咽喉干燥疼痛，眼睛红赤干涩，鼻腔热烘火辣，嘴唇干裂，口舌生疮，食欲不振，大便干结，小便发黄等都是春燥反应。

清咽汤治咽痛 咽痛发干，疼痛不适，这恐怕是春季人们最常出现的"上火"症状之一，春季清咽汤可帮助减轻以上症状。备菊花、金银花各 10 克，生甘草、胖大海各 6 克，用沸水冲泡，代茶频饮，具有疏散风热、利咽清音之效。主要用于春季常见的急性咽炎、扁桃体炎所致咽痛音哑、口燥干咳的治疗。

决明饮治便秘 针对老年人春天常出现的大便干燥情况，易"润"不宜"泻"，用芝麻核桃汤和蜂蜜决明子饮可以帮助改善便秘情况。将黑芝麻、核桃仁（研碎）各适量，炒熟后共拌蜂蜜，温开水冲调，每日适量服用；或将炒决明子 15 克，加清水适量，入砂锅中大火煮沸后改小火煎 30 分钟，滤取药液并调入蜂蜜少许，每日空腹代茶饮用即可。

（徐　锐）

五个秘诀应对春季过敏

春季过敏源总令人感到痛苦。美国过敏气喘暨免疫科学院的研究人员表示，战胜春季过敏的关键是，知道过敏症状的诱发因子是什么。

空气中可能有数百万的花粉颗粒，想要寻找过敏缓解方法似乎是不可能的，但是，借由知道自身的过敏症状的诱发因子，以及了解如何避免这些因子，就可以让自己度过容易过敏的季节。

该科学院提供了以下对抗春季过敏的 5 个秘诀：

第一，避免穿合成纤维织物制成的衣服，因为这类织料揉在一起时会产生电荷而吸引花粉粒；选择天然纤维，如棉，较透气且保持干爽，藏有霉菌的可能性较小。

第二，在空气中花粉值最低时，即黎明前与午后接近傍晚时分，才能进行户外运动，因为运动时会深呼吸而吸入较多花粉粒，尽量在室内进行运动；如果要外出散步，可以先服用一颗不会引起嗜睡的抗组织胺。

第三，如果要进行园艺工作，外出前半小时先服用一颗抗组织胺。挖土时可能会使花粉扬起，所以要戴上手套以及符合美国国家职业安全卫生研究所规定的过滤效果95%以上的口罩，避免碰触眼睛。回到室内后，应洗手，整理头发以及衣服。

第四，注意限制室内过敏源的暴露，以帮助减少春季过敏的严重度。用吸尘器吸家具、鞋子放在门口、经常沐浴、用可以水洗的小地毯铺地板、使用除湿机和有 HEPA 过滤器的空气清净机。

第五，如果过敏药无法缓解症状，可考虑过敏注射。

（曹淑芬）

暮春防病莫大意

暮春是从春到夏的过渡阶段，气候乍暖还寒，对人体健康非常不利，容易诱发的疾病也非常多，千万不可马虎大意。

谨防感冒　暮春晴日的早晨，空气中还有强烈的寒意，人们在上班、上学时都会多穿一些衣服，而到中午回家时，艳阳高照，热气扑面，气温常常达到或接近30℃，人们在艳阳下或进家后脱掉外套，都是正常的举动，如果能及时穿衣，对健康并无妨碍；但倘若过于贪凉，在室内不注意及时加衣，就不能适应忽冷忽热的气温变化，容易患上呼吸道感染等疾病。

最省心的办法是：遵守"春捂"法则，脱衣后几分钟内，若无强烈的热感，就应该及时加衣（等到凉意明显时穿衣就已经晚了）；对那些在路上就因热而脱衣的人来说，步进家门后第一件事，就应是把手里的衣服穿上。

易诱发哮喘　在气温经常发生骤变的暮春，哮喘的发病人数明显增加。为何气温降幅大是哮喘病发作的诱因呢？这是因为气温骤变对人体是一种刺激因素，可以影响神经、内分泌及免疫功能，哮喘病患者对外界气温突变的适应能力较差，所以就容易发病。有资料表明，当日平均气温为 21℃ 左右时，哮喘最容易发作。

谨防眼病 暮春时节最容易感染的眼疾是红眼病，医学上称作急性卡他性结膜炎，其发病源分别是细菌和病毒。红眼病常在高温高湿的雨季发作、流行，很具高温高湿特征的江淮梅雨，自然是红眼病的温床。所以暮春时段，应尽量少去公共场所，如游泳池、影剧院、网吧等，要尽可能不揉眼睛，尽可能勤洗手，避免接触传染源。

（霍雨佳）

夏之篇

健康度夏有四要

宜避暑，不贪凉

盛夏防暑，长夏防湿

加强饮食调节，注意合理饮水

积极休息，科学午睡

健康度夏有四要

传统中医认为，"夏三月在天为热，在地为火，其性为暑。"的确，夏日气温常常在 37℃～39℃，大大超出了人体平常耐热的程度，人体常常由于受热时间过长、身体过于疲劳、没能及时补充水分等原因而出现中暑症状，加之夏季湿度普遍较高，尤其是初夏的梅雨时段，人体健康容易受暑湿之邪侵袭而生病。尤其体弱者，如老人、生病才愈及慢性病患者，如果不在饮食起居、适应气候方面多加调节，就会大大降低夏季的人们生活质量和抗病能力。

健康度夏，应从以下四点入手：

宜避暑，但不可贪凉　夏日应减少活动，尤其要避免长时间在高温环境或烈日下活动。一般来说，晴日里，上午九点以后就不宜外出。居室内要注意适度的通风和降温。或者可以在亲人的陪同下，选择前往气温较低的风景区避暑。

夏季也不能只顾眼前舒服，过于避热趋凉，如在露天乘凉过夜或阴冷无度，致使中气内虚，从而导致暑热与风寒之邪乘虚而入。在乘凉时，要特别注意对腹部的保暖。入睡后，最好关上空调，或将空调温度调高。当在室内感觉到凉意时，一定要站起来活动四肢和躯体，以加速血液循环。患有冠心病、高血压、动脉硬化等慢性疾病的病人，尤其是老年人和关节痛患者，不要长时间待在冷气环境里。

盛夏防暑，长夏防湿 传统医学总结夏季养生的基本原则为：在盛夏防暑邪；在长夏防湿邪。暑为夏季的主气，为火热所化，独发于夏季。这时暑热之邪可以耗散阳气津液，造成出汗过多，体液减少而伤津，唇干口燥、尿黄心烦等现象就是暑邪入侵的结果。夏日炎热容易令人心烦，故宁心神尤为重要，具体有两个方面：一是要有事可做，可使精神不空虚；二是要有较好的精神修养，可免除外界不良情绪的干扰。只要做好这两点，精神自然会饱满，这就是夏日精神调养的基本法则。

长夏多湿，湿热交汇，这是气候规律。尤其在南方，天气炎热又多雨，湿邪重浊向下，特别容易伤害脾胃功能，而导致夏天人们消化不良的现象；湿气也特别容易侵犯肌肤筋骨。所以，在夏天多发生皮肤病变和关节炎等。体弱者必须注意卫生和除湿（可用空调进行适度的抽湿），以防暑湿之邪浸淫皮肤和体内。由于气温超过 34℃，人体内热外泄就会受阻，所以，当出现头昏眼花、四肢发麻、恶心口干、皮肤干燥等症状时，应首先想到这是中暑的先兆，须立即采取降温措施，如用冷水擦浴，头敷湿毛巾等，还可服用人丹、十滴水等，如仍不能减轻症状，甚至还出现高烧、呕吐等症，则要立刻送医院急救。

加强饮食调节，注意合理饮水 夏季炎热出汗，使胃肠消化液生成和分泌减少，常常会出现营养失调、腹胀、腹泻或便秘等现象。所以夏季饮食尤其要以清淡松软为宜，且不宜太饱；食物搭配方面，除了要注意色泽鲜艳，味道爽口外，也要保证一定的热量和营养。具体说来，要补充足够的蛋白质，如鱼、肉、蛋、奶和豆类；要补充维生素：新鲜水果如西红柿、西瓜、杨梅、甜瓜、桃、李等（富含维生素 C），同时也不忽视对含维生素 B 高的谷类、豆类食品和瘦肉的摄入。夏季里，还要多食用含钾高的食物，如水果、蔬菜、豆制品、海带、蛋类等；多吃些清热利湿的食物，如西瓜、苦瓜、桃、乌梅、草莓、西红柿、黄瓜、绿豆等。

夏天，人们特别容易口渴，需要随时喝水。如何喝水才是科学的呢？一是养成主动饮水的习惯，莫待口渴时才喝水，口渴时表明人体水分已失去平衡，细胞开始脱水，此时，最好能饮用含有 0.2% 左右盐分的水。二是大渴勿过饮，这样喝水会使胃难以适应，造成不良后果。三是用餐前和用餐时不宜喝水，这样会冲淡消化液，不利于食物的消化吸收，长期如此对身体不利。四是早晨起床时先喝一些水，可以补充一夜所消耗的水分，降低血液浓度，促进血液循环，维持体液的正常水平。

积极休息，科学午睡 提倡积极休息，反对形式上的消极休息（如恋床、迷电视、过度娱乐），这就要求人们在夏季保持良好的心境，注重休闲，多做一些有意义的事，多看一些有意义的书，提倡轻松聊天，力戒吵骂和怄气；在保证身体不疲倦的前提下，可选择早晨或傍晚进行适当的锻炼。

午睡要科学合理，午睡时间以一小时左右为宜，尽量避免在走廊里、树荫下、草地上、水泥地面上"随遇而睡"，也不要在穿堂风或风口处"顶风午睡"，更不宜趴在桌沿或靠在椅子上"直立午睡"，这些不正常的午睡，对人体健康常常"弊大于益"。同时，也不是人人都需要午睡，那些身体好、夜间睡眠充足者、不午睡精神状态照样好的人，不必刻意进行午睡。

（霍雨佳）

夏季睡午觉养阳

夏季又被人们称为"苦夏"。炎热的夏季，许多人喜欢进食凉性食物用以解暑，还有的人经常开着空调降温，这些都消耗了人体的阳气，会使人感到身体疲惫，精神消沉，也就是人们常说的亚健康状态。夏季应提倡多睡午觉。根据《黄帝内经》睡眠理论，"午"时是人体经气"合阳"的时候，睡午觉只需在午时（11时至13时）休息半个小时即可，因为这时是"合阳"时间，有利于养阳。

中医认为，即便身强体壮的人，在连日的高温里也难免出现睡不好、吃不香、没精神、易烦躁等症状。可见，夏天是很容易"伤神"的节令。此时，若每天中午坚持睡半个小时的午觉，将有助于人们清醒头脑，恢复精神，从而有利于身体健康。夏季睡午觉，可在短时间内提升人们的精神，坚持睡午觉顺应了自然的规律。

夏天，人们都要养成睡午觉的习惯。因为夏天昼长夜短，加上天气燥热，人们往往入睡很晚，次日很早就会醒来。从睡眠时间上来说，单靠晚上是不够的，中午睡上半个小时是很有必要的。夏天，气温高，身体的新陈代谢旺盛，能量消耗大，大脑容易疲劳，所以，一吃过午饭就昏昏沉沉，打不起精神了。这时候睡上一觉，让大脑和全身各系统都好好地休息一下，补充上午消耗的能量，以保持充沛的精力来完成下午的学习和工作。中午是一天当中最热的时候，过于疲劳又是发生中暑的诱因，所以，对野外工作的人来说，睡好午觉还有助于预防中暑。

（隽　秀）

夏季"养心阴、护阳气"

进入烈日炎炎的夏季，人体阳气活动较为旺盛，阴津易随汗液外泄而易伤"心阴"。夏热皮肤开泄，加之乘凉饮冷，也容易损伤阳气。故夏季养生重在"养阴液、护阳气"，具体说来应注意以下"四要"：

第一，要"慎起居、调精神"。夏季自然界万物生长旺盛，起居也应随之作适应性调节，如清晨早起，洗漱后宜在室外清静处多散散步，呼吸新鲜空气，这样可舒展全身阳气，令人神清气爽。高温易烦躁不安，常易动气发怒，结果会以热助热、火上加油。夏季养生要重精神调摄，要学会保持精神安静、心情舒畅，心静人自凉，就能达到护养阳气，阴津不伤之目的。选择参加绘画、钓鱼、书法、下棋、种花等活动，有助涵养性情，内心平和。

第二，要"重午睡、巧运动"。夏季日长夜短，睡眠相对少，加之出汗多容易疲乏。适量午睡能养阴护阳，使大脑和全身得到放松，保持良好精神状态和体力。午睡要注意卧室通风、凉爽适当，睡时加盖薄被以防受凉。适量运动有助调畅气血、养护阳气。但运动不能过于剧烈、大汗淋漓，汗多易伤心阴，也损阳气。最好选择一些"轻运动"，如打太极拳、散步、慢跑等，运动早晚进行为佳。运动少的人，经常能扩扩胸、甩手踢腿也有益。

第三，要"食清淡、常补液"。以低脂、低盐、多维、清淡为主，宜多吃新鲜蔬菜、水果。早、晚宜食粥，午餐喝些菜汤，这样既营养又能保持体内水钠代谢平衡。炎夏时经常选择荷叶粥、酸梅汤之类，可祛暑消渴，生津除烦。苦瓜、丝瓜、苦菜、芹菜等苦味食品宜多吃，既可促进食欲，又能泄热排毒。暑天气温高，不渴也要多喝白开水、淡茶水，或常吃西瓜、梨之类水果，既可降温防暑，又能稀释血液防中风等。

第四，要"莫贪凉、忌生冷"。老年人体弱，阳气不足者莫贪凉。夏季，空调、电扇风量不宜开得过久过大，出汗后别马上冲凉，否则易因体温骤降而引起"空调病"或伤风感冒。不要在露天、过道当风处卧睡，否则会受凉发生头痛。夏季雨量增多，雨后温度急剧下降时，应适当添衣以防暑湿感冒。生冷之品易伤脾胃阳气，老人别过食瓜果冷饮，冰箱内刚取食品别急吃，否则可能发生痉挛性腹痛、腹泻、呕吐、头痛等。

（蒲昭和）

夏天养阳正当时

刚进入夏天，人们就迫不及待地打开空调，喝上冰镇啤酒，穿上超短裙，吃着冷饮，殊不知寒湿已经悄然渗入体内。有些人会出现感冒、腹泻、食欲不振等症状，这时如果长期待在空调房里，就会使寒气入体，如果本来就气虚的话，时间长了会导致阳虚怕冷，一吹冷风就不舒服。有些人饮食不节，贪吃生冷食物，会导致脾阳虚，易拉肚子，大便溏薄。有些老年人喜欢开窗睡觉，夜里降温时冷气会进屋，造成中风、面瘫。出现上述情况的原因主要是因为人们在夏季过度贪凉，违背了养阳的原则。

生活处处皆学问，养阳可从我们生活中的点滴做起。夏季天暑下迫，地湿上蒸，是一年中阳气最盛的季节，气温很高，阳光充足，人体的新陈代谢非常旺盛，所以夏季养生应把顺应外界高温环境和人体内部的特点作为重点。因此人们在起居上，应该晚睡早起。因为夏天太阳升得早，早晨空气清新，气温又相对较低，晚睡早起可以顺应自然界阳盛阴虚的变化，对增强体质有益。但是晚睡早起不可避免地会使睡眠时间减少，所以在中午暑热最盛之时适当午睡既可避炎热，又可消除疲劳、补充体力，以保持充沛的精力投入到工作和学习当中。

夏天养阳运动也必不可少，由于夏季人体体力消耗较大，因此运动调摄应动静结合，可选择游泳、钓鱼、散步、慢跑等，但是运动量要适度，而且不宜在烈日下或高温环境中进行运动锻炼，最好在清晨或傍晚天气凉爽时进行室外运动。

中医一向注重人的情志对健康的重要作用。情志在精神调养上必须避免动怒烦躁，应保持神清气爽，舒畅自如。心神得养，神气充足则人体的机能旺盛而协调，神气涣散则损坏人体的机能。如《摄生消息论》中所说："更宜调息净心，常如冰雪在心，炎热亦于吾心少减。不可以热为热，更生热矣。"故夏季精神调摄，应适应自然界"生长"的规律，主动调节情志，保持胸怀宽阔，心情愉快。

人离不了饮食，饮食调养对养阳更具有重要的意义。夏季，人处于炎热的环境中，体温调节，水盐代谢以及人体各系统发生了显著的变化，这些变化，最终导致人体代谢增强、营养消耗增加。一方面人体组织蛋白分解加速，营养消耗增加；另一方面，天热大量出汗，又导致了许多营养从汗液流失。同时夏季人体阳气在外，阴气内伏又导致消化功能相对减弱，限制了营养的正常摄取，所有这些均有可能导致机体营养代谢的失衡，甚至引起相应的营养缺乏症或其他疾病。我们在饮食上应少苦寒、节冷饮，少食油腻不易消化的食物。宜食韭菜、芥菜、葱、虾、蛋类、肉类、辣椒、姜等，也可选用鲜荔枝、杨梅、桃、杏、桂圆、大枣等水果。著名医药学家李时珍在《本草纲目》中说："以葱、蒜、韭、蒿、芥等辛辣之菜杂和而食。"《寿世保元》中亦说："夏日伏阴在内，暖食尤宜。"因此，我们在饮食上一定要杜绝图一时口福而大吃大喝寒凉之品，这样不仅逆于养生之道，还会为日后的健康埋下隐患。

（张　坤　张秀芳）

端午节养生常用中草药

民谚曰：清明插柳，端午插艾。在端午节，人们把插艾和菖蒲作为重要内容之一。家家都洒扫庭除，以菖蒲、艾条插于门楣，悬于堂中，并用菖蒲、艾叶、石榴花、蒜头、龙船花，制成人形或虎形，称为艾人、艾虎；制成花环、佩饰，美丽芬芳，妇人争相佩戴，用以驱瘴……

我国各族人民在这个传统节日里使用一些中草药已成为一种习俗。那这种习俗缘何而来呢？原因是端午节正值仲夏，此时气温升高，降雨增多，空气湿度增大，病原微生物及各类害虫繁殖盛行，传染病极易传播。使用以下中草药可以杀除和抑制病原微生物的生长繁殖，杀灭和驱赶各类虫害，阻断和减少病原菌的传播，从而达到祛病延年的目的。使用方法可悬挂，煮水饮用或沐浴，泡酒饮用。

艾叶 又名家艾、艾蒿，是菊科植物。其茎、叶都含挥发性芳香油，所产生的奇特芳香可驱蚊蝇、虫蚁，净化空气。中医学上以艾入药，有理气血、暖子宫、祛寒湿的功能，将艾叶加工成"艾绒"，是灸法治病的重要药材。

菖蒲 菖蒲是天南星科植物，性温，味辛、苦，根茎含有挥发性芳香油，其中主要成分为细辛醚、细辛醛等，具有化痰开窍杀虫止痒之功效。

青蒿 青蒿有香气，所含的挥发油占全草的0.3%～0.5%，主要成分是桉油精、古旋樟脑等，全草可以提取青蒿素，能清热解毒，还能抑制病菌生长，就农历五月份的气候而言，青蒿是很好的防病治病的草药。

佩兰 为芳香化湿类中药，具有解暑化湿、辟秽和中之功效。

石榴花 为石榴科植物石榴的花。具有活血止血，祛瘀止痛之功效，可治鼻衄、中耳炎、创伤出血、月经不调、牙痛、吐血。

龙船花 龙船花就像端午节的龙船头所佩戴的红花，故名。具有散瘀止血、调经、降压清肝、活血止痛之功效，可治高血压、筋骨折伤、疮疡。

香茅 又称香薷、蜜蜂草，为唇形科植物海州香薷的带花全草。具有发汗解暑、行水散湿、温胃调中之功效，适用于夏季感冒，恶寒发热，头痛无汗，或兼有腹痛吐泻、小便不利等症。

柚子叶 柚子叶是芸香科植物，柚子的叶子所含的挥发油有橘子皮的味道。具有祛风止痛，消食导滞之功效，可治头风痛、寒湿痹痛、食滞腹痛。

知识小链接：艾叶防病治病效验方

治面瘫 取艾绒一小团，切大片生姜 8 ~ 10 片，在姜片中心穿孔数个，上置艾绒柱灸用。口歪斜向左侧，则灸右侧；反之，灸左侧。先灸下关穴，然后由下关至颊车穴反复移动，移动时姜片不能离开皮肤，每穴隔姜灸 3 壮为宜，灸至皮肤湿润红热、患者能忍耐为宜，每日灸 1 次，7 日为 1 个疗程。

治脚癣 把脚洗干净后，用艾条（中药店有售）烟熏烤患处。另可以用艾灸关元穴和神阙穴。

治荨麻疹 ① 生艾叶 10 克，白酒 100 克。共煎至 50 克左右，顿服。每日 1 次，连用 3 日；② 艾叶 30 ~ 50 克，水煎，先熏后洗患处，每日 3 ~ 4 次。

治皮肤溃疡 艾叶、茶叶、女贞子叶、皂角各 15 克，水煎外洗或湿敷患部，每日 3 次。

治皮肤瘙痒 ① 艾叶、千里光各 30 克，加水浓煎后温洗患处 10 ~ 15 分钟，每日 1 次，10 日为 1 疗程；② 艾叶、防风、荆芥穗各 10 克，煎水熏洗。

烟熏防病 干艾叶 50 克，苍术、菖蒲、白芷各 30 克，雄黄 10 克，置于铁锅、搪瓷盆、铁桶等容器中，点燃后人迅即离开，烟熏 45 分钟后，开窗通风即可。一般每月可熏 1 ~ 2 次，对室内消毒有较好的作用。

（郭旭光）

缓解脾虚的食物

中医上说春夏要注意养护脾胃。脾胃为后天之本，一旦脾虚则水谷精微无以传输运化。身体就得不到滋养，从而出现面色萎黄、身倦乏力、食欲不振等一系列脾虚表现。那么面对脾虚的问题，我们应该根据什么菜谱来调养一下呢？下面就给大家说说能缓解脾虚的食物吧。

芹菜拌豆腐　原料：芹菜、豆腐、食盐、味精、香油。做法：芹菜切成小段，豆腐切成小方丁，都用开水焯一下，捞出后用凉开水冷却，待用。将芹菜和豆腐搅拌，加入食盐、味精、香油拌匀即成。

扁豆瘦肉汤　原料：扁豆、陈皮、猪瘦肉、食盐、生姜。做法：把猪肉切块洗净，陈皮、生姜切片；把食材一同放进煲内，加入清水，先用大火煲沸后，改为小火煲一个小时左右，加入适量食盐便可。

青椒炒鸭块　原料：青椒、鸭脯肉、鸡蛋 1 个、黄酒、盐、干淀粉、鲜汤、味精、水淀粉、植物油各适量。做法：

鸭脯肉切成薄片。将鸡蛋取蛋清和干淀粉、盐搅匀与鸭片拌匀上浆；青椒去籽洗净后切片。锅烧热后加油烧至四成热，将鸭片下锅，用勺划散，炒至八成熟时，放入青椒。待鸭片炒熟倒入漏勺淋油。锅内留少许油。加入盐、酒、鲜汤，烧至滚开后，再将鸭片、青椒倒入勾芡，翻炒后即成。

冬瓜草鱼煲　原料：冬瓜、草鱼、食盐、味精、植物油。做法：冬瓜去皮，洗净切三角块，草鱼剖净，留尾洗净待用。先用油将草鱼煎至金黄色，取砂锅一个，其内放入清水适量；把鱼、冬瓜一同放入砂锅内，先用武火烧开后，改用文火炖至两小时左右，汤见白色，加入食盐、味精调味即可食用。

荸荠冰糖藕羹　原料：荸荠、莲藕、冰糖。做法：荸荠洗净去皮，藕洗净切小块。砂锅加水适量，将荸荠、藕同入锅内文火煮炖 20 分钟后，加入冰糖再炖 10 分钟，起锅即可食用。

脾胃虚弱多半是因为饮食不规律所引起的，也可以说是消化系统出现功能性障碍导致的。因此，注意控制饮食，保持荤素搭配，按照健脾化湿的菜谱来做饭，并且多吃缓解脾虚的食物，就能得到调理。

（隽　秀）

绿叶入粥解"苦夏"

　　某老人在妇幼保健中心工作了近30年，退休后，依然把日常保健作为晚年生活的头等大事。她常说：健康是一，其他都是零；一不存在，其他都没有意义。每年夏天，家人都会不同程度地呈现出"苦夏"症状来。这时，老人就会下厨为家人熬粥。她熬的粥品种多，都具有防暑降温、驱除"苦夏"症状的保健作用。这些粥包括绿豆粥、银花粥、薄荷粥、莲子粥、荷叶粥、藿香粥等。

　　老人熬制的绿豆粥是用粳米和绿豆煮成的，盛到碗里，绿莹莹，香喷喷，还微微的有股甜味。她说，绿豆有清热解毒、止渴消暑、利尿润肤的功效，夏天喝绿豆粥，可以祛暑消烦、生津止渴。

　　老人的菜园里种了好些薄荷，她用薄荷叶煎出的汁与大米煮成薄荷粥，喝粥时再放几块冰糖。薄荷粥颜色鲜艳，味道香甜，喝到嘴里非常可口，还有一股清香味。老人说，薄荷粥可以清热解暑、疏风散热、清咽利喉。

为了预防家人夏天中暑，老人熬制了一种"银花粥"——银花煎出的浓汁与粳米煮粥。银花粥散发出一股浓浓的药香，喝到嘴里，舌尖麻酥酥的，特别舒服。她说，银花粥不仅可以预防治疗中暑，还能治疗咽喉肿痛和高血压呢！

村前的池塘里长着许多荷花。入夏后，池塘里荷叶田田、荷香缕缕。老人把饱满的莲子采下来，掺入粳米煮成粥。莲子粥有一股荷花的清香味，虽说有些苦涩，但喝进肚里却可以清心除烦、健脾止泻，尤其是晚餐喝些莲子粥，可以让家人安安稳稳、舒舒服服地睡上一觉！

塘中的荷叶硕大碧绿，采些回家来，老人将它们洗净切碎，用纱布包裹起来，然后煎出汁水来，再放入粳米、冰糖煮成荷叶粥。荷叶粥香味扑鼻，有一股淡淡的苦涩味道。她说，夏天喝些荷叶粥，可以清热解暑、消烦止渴，而且还有减肥的作用。

藿香是一种夏令常用药，对中暑高热、消化不良、感冒胸闷、吐泻有理想的防治作用。老人用藿香、粳米同熬，便煮成了藿香粥。藿香粥端上餐桌时，满屋清香味；吃时，佐以几根水灵灵的黄瓜和几片葱叶及一碗黄酱，真是既暖胃又爽口，腹内的暑气顿时消散一空。

（刘　锴）

夏治风湿性关节炎有办法

寒病夏治。风湿性关节炎是困扰老年人的一种常见病。该病属中医"痹症"范畴，多因脏腑功能受损，外感风寒热邪，使筋脉痹阻所致。这里介绍一款行之效佳的食疗验方，苦于风湿性关节炎困扰的老年朋友不妨一试。

做法：取伸筋草、木瓜、千年健、薏米仁各20克，装入纱布袋内，扎紧袋口。另取新鲜猪蹄1只，洗净去毛，同药袋一同入锅，加足清水以大火烧开，转文火炖煮至猪蹄酥烂如豆腐状，汤熬成一碗浓汁，除去药袋，食蹄饮汁。

注意：食用时切不可加盐或糖，以免影响疗效。

方中伸筋草能祛风散寒、除湿消肿、舒筋活血；木瓜有祛湿舒筋、活血通络之功效；千年健能祛风湿、壮筋骨，配以薏米仁健脾、清热、利湿，与填肾精、健腰脚的猪蹄共炖，组成治疗风湿性关节炎的食疗佳方。对外伤骨折、截瘫引起的废用性肌肉萎缩也有较好疗效。此方舒筋活络、祛湿止痛功效明显，多数患者食后反映颇佳。

（郭旭光）

防暑饮料任君选

盛夏时节，天气炎热，容易导致身体不适，甚者引起中暑。适当饮服一些消暑饮料，既可清热消暑，又能防病保健。这里介绍 8 种防暑饮料的简易自制方法，供读者选用。

鲜藕白蜜汁　鲜藕 120 克，捣烂，绞汁，加生蜜 60 克，搅匀服，不拘时。

三鲜饮　新鲜竹叶、荷叶、薄荷各 30 克，加水煎煮约 10 分钟取汁，再加入适量蜂蜜代茶饮用。可生津止渴、清热解毒。

香薷饮　洗净的香薷 10 克、厚朴 5 克，用剪刀剪碎；白扁豆 5 克，炒黄捣碎，放入保温杯中，以沸水冲泡，盖严温浸 1 小时，代茶频饮，每日 2 次。对于夏季感冒，以发热、头重、倦怠、吐泻为主症者，效果较好。

三仙饮　金银花 10 克，土茯苓 20 克，生蚕豆 30 克，加水煎煮，以蚕豆煮熟为度，饮汁食豆。有消暑健身、清热解毒的作用，尤宜用于三伏天好生痱子、疮疖者。

五豆汤 绿豆、赤小豆、白小豆、黑豆、白扁豆各适量，生甘草10克，煮沸放凉后代茶饮。本汤营养丰富，味道甜美，可消暑解渴。

盐茶 茶叶10～15克，食盐7克，用开水2 500毫升泡开，晾凉（或冷冻一下）后饮用。有解热祛暑之功。

菊花茶 菊花9克，茶叶3克，沸水浸泡，徐徐饮用。

茉莉花茶 茉莉花3克，青茶3克，藿香6克，荷叶（切细）6克，以沸水冲泡，不拘时服用。

银花绿豆饮 绿豆60克，加水煎汤取汁，加金银花10克，蜂蜜适量，煎20～30分钟去渣饮服。

（郭旭光）

夏防老人尿路感染饮品

一些老年女性在夏季易发尿路感染，有几味夏季饮品可有效防范和控制老年性尿路感染。

鸭跖草饮　用鲜鸭跖草 120 克，白糖 30 克；将鸭跖草洗净，放入锅中，加水适量，武火烧沸，煎煮 30 分钟后，用纱布过滤取汁，加入白糖即成。用法是频频饮服。此款的功效是清热、利尿、通淋，适用于小便频数短涩、滴沥刺痛、欲出未尽、小便黄赤、苔黄腻、脉濡数等症。

车前草饮　用鲜车前草 120 克，白糖 30 克；将车前草洗净，放入锅中，加水适量，武火烧沸，煎煮 30 分钟后，用纱布过滤取汁，加入白糖即成。用法是频频饮服。此款的功效是清热、利尿、通淋。适用于小便频数短涩、滴沥刺痛、欲出未尽、小便黄赤、苔黄腻、脉濡数等症。

苋蕹利水饮　用蕹菜 100 克，紫苋菜 100 克，白糖 30 克；将蕹菜、苋菜洗净，切碎，放入锅中，加水适量，武火烧沸，煎煮 30 分钟后，用纱布过滤取汁，加入白糖即成。用法是频频饮服。此款的功效是清热、利尿、通淋，适用于小便频数涩痛、欲出未尽、小便黄赤、小腹拘急、苔黄腻、脉濡数等症。

马齿苋饮　用鲜马齿苋 120 克，白糖 30 克；将马齿苋洗净，切碎，放入锅中，加水适量，武火烧沸，煎煮 30 分钟后，用纱布过滤取汁，加入白糖即成。用法是频频饮服。此款的功效是清热解毒、利尿、通淋，适用于小便频数短涩、滴沥刺痛、欲出未尽、小腹拘急、小便赤黄、苔黄腻、脉濡数等症。

蕺菜车前草饮　用鲜鱼腥草 60 克，车前草 60 克，白糖 30 克；将鱼腥草、车前草洗净，放入锅中，加水适量，武火烧沸，煎煮 30 分钟后，用纱布过滤取汁，加入白糖即成。用法是频频饮服。此款的功效是清热、利尿、通淋，适用于热淋、小便不利或湿热水肿。

（徐淑荣）

夏调心情过三伏

伏是隐藏的意思，据《史记》文字记载，"伏者，隐伏避盛夏也"。三伏天是一年之中最热的日子。"三伏"是初伏、中伏和末伏的统称，大约在7月中旬到8月中旬这一段时间。作为一年中最热的日子，三伏天并没有固定时间，而是在每年的小暑和大暑之间。

到了夏天，许多中老年人容易心神不安，只有学会自我调节才是上策。中医认为，心对应夏，夏季心阳最为旺盛，人们极易出现烦躁不安、好发脾气等症状。所以，夏季要特别注重对心脏的养护，平时多吃清淡的蔬菜、爽脆的水果及滋补的粗粮，保持心情舒畅。

《黄帝内经》说得好，应"夜卧早起"。提倡稍晚一点睡觉，是为了顺应自然阴气的不足。建议早些起床，顺应阳气的充盛。睡眠不足可适当午睡。夏季养生的关键是使人平息怒气，切勿因厌恶长日而心情烦躁，滥发脾气。情绪可充分地宣泄，但不能心情烦躁，不然就会使神志受伤。

现代人的生活条件已大大改善。到了夏天，一方面可在客观上利用饮食起居的调摄而保健，另一方面则不可忽视主观上的调息静心。不妨有意做一些可以使人心旷神怡的活动：适当地晨练，适当地娱乐，适当地休养……

总之，入夏之时，养"心"为上。谨记马克思所说："一份愉快的心情胜过十剂良药。"

（隽　秀）

秋之篇

立秋养生三大原则

　　立秋是人体阴阳代谢、出现阳消阴长的过渡时期。虽说立秋以后，天气逐渐凉爽，但并不意味着气温会马上降下来，人们还会经历一段高温潮热的苦夏。中医认为，此时暑气还未消退，养生要小心"阴暑"伤身。解暑类食品不能一下子从餐桌上消失，饮食应当适当延续暑天饮食。立秋的饮食应当清补，不可过分油腻。

　　立秋饮食宜祛暑　　立秋时节的昼夜温差加大，在饮食上应坚持祛暑清热，多吃用一些滋阴润肺的食物。中医认为，秋季燥气上升，易伤津液，因此，在饮食上应以滋阴润肺为宜，可适当食用芝麻、糯米、粳米、蜂蜜、牛奶等柔润食物，以益胃生津。另外，应多吃豆类等食物，少吃油腻厚味之物。考虑到天气还可能会持续炎热，市民可通过多吃蔬菜、水果来降暑祛热，还可及时补充体内维生素和矿物质，中和体内多余的酸性代谢产物，起到清火解毒的作用。需要提醒的是，立秋之后生食大量瓜果容易引发胃肠道疾患，所以脾胃虚寒者不宜食用过多。

立秋饮食宜除湿 立秋后很长一段时间，天气仍然很炎热，雨水也很充足，空气湿度也较大，此时的养生重点仍在除湿。要注意调理脾胃，侧重于清热、健脾、利湿，以排出体内的湿热之邪，促进脾胃功能的恢复。不妨适度吃点健胃的食物，以促进脾胃功能的恢复，如芡实、山药、薏米等；还可多吃些蔬菜、水果来利湿。蔬菜应选择新鲜汁多的，比如冬瓜、西红柿、芹菜等。水果应食用养阴生津之品，比如葡萄、西瓜、生梨、香蕉等。

立秋时节宜润燥 中医认为，肺与秋季相应，而秋季往往天气干燥伤肺，容易产生各种疾病，因此需要润燥养肺。而此时，肝脏、心脏及脾胃还处于衰弱阶段，因此立秋过后肺功能开始处于旺盛时期，因此要加强调养，使肺气不要过偏，影响身体健康。专家指出，要适当多润燥，多补充水分，可多吃点坚果类的食物或者银耳粥和冬瓜汤之类的食物。如果这个时候大量的吃滋补食物，尤其是过于滋腻的营养食物，会加重脾胃的负担。虚弱的脾胃长期处在这种情况下，反而会让消化功能变得紊乱。所以，初秋进补时应该选择清补，而不是滋腻。日常饮食应选用一些润燥生津的食物，如生梨、百合、莲子、银耳、大枣、莲藕、赤豆、蜂蜜等等。

（隽　秀）

初秋入睡前关好窗

初秋季节，许多市民在晚上睡觉的时候，仍习惯于开窗睡觉，因此，一些腹泻、感冒、头痛、风寒及有关的病痛日益增多。专家提醒，秋季开窗睡觉虽然可以使空气流通，但是，也会诱发一些疾病。因此，在秋季睡觉前可适时地开窗，但睡觉时还是关好窗户为宜。

一位60多岁的老人，夏天一直开窗睡觉。然而，有一阵子经常拉肚子，老人刚开始还以为自己吃了什么不干净的食物，但是一连几天还是这样，于是去到医院就诊。当医生了解了他的一些生活习惯之后，告诉他晚上回家只要把窗户关好睡觉病就会不治而愈。结果回到家里，他按照医生的建议——晚上睡觉前关好窗户，没过几天，拉肚子的症状便消失了。

秋季夜晚开窗睡觉，易受秋风侵袭。腹部和脚底受凉后就会引起腹泻或胃部不适等症状。

（曾　闻）

初秋治疗咳嗽方法

咳嗽是秋季呼吸系统最常见的病症之一。此病可以分为初咳和久咳。初咳患者的病程不超过两个星期，并常可出现有痰不易咳出、咳嗽剧烈、咽部疼痛等症状。在临床上经常使用冰糖白萝卜这则药膳方治疗初咳患者，取得了很好的效果。

到了秋天，有些人因湿邪内阻、胃肠道功能受损而出现咳嗽的症状，而且病情常会久治不愈。此类咳嗽患者也适合使用此方进行治疗。

冰糖白萝卜 取白萝卜、冰糖。将白萝卜洗净、切成薄片，与冰糖一起入锅加清水，先用大火煮沸，再用小火熬煮至剩余的药液即成，可每天服一剂，分两次服下。咳嗽患者可将没吃完的冰糖白萝卜放入冰箱中保存，大概可保存一个月。在制作此药时，患者可适当增加冰糖的用量，使药不易变质。

大多数人的咳嗽都是因肺脏和胃肠道功能失调而导致的。冰糖白萝卜既可作用于肺脏，又可作用于胃肠道，具有止咳排痰、促进消化、排除消化道内的湿气、净化肠道和提高免疫力的功效，适合有饭后腹胀、胸闷、恶心、厌食、排便不顺畅等症状的咳嗽患者，尤其适合因暴饮暴食而引起消化不良的患者使用。

需要注意的是，有空腹或过于劳累或受凉时疼痛加重、进食后疼痛缓解、热敷或按压胃部时感到舒适、手脚冰冷、大便溏薄等脾胃虚寒症状的患者应慎用此方。

（隽　秀）

秋季登高益健康

登高是古代重阳节最重要的习俗之一。古人登高的"原始目的"是避祸消灾，但用现代人的眼光看，秋日登高对健康是非常有益的。

秋日登高具有显著的心理保健作用。重阳节正值深秋，此时天高云淡、风轻气爽、丹桂飘香、红叶似火。宜人的气候、多彩的景致，令人赏心悦目、心旷神怡。

登高，一般就是指民间的爬山运动。作为一种体育锻炼，登高能使肺通气量、肺活量增加，血液循环增强，脑血流量增加。秋日登高，由于气候的独特，气象要素的变化对人体生理机能还会产生些特殊的益处。

秋季气温给人的感觉是不冷不热，但空气温度随着高度的上升而递减，加之秋季温度的日变化幅度本身就较大，山体温度受小气候影响也难以预料，所以秋日登高，温度变化最为频繁，这对人体健康本身是有益处的。

但对年老体弱者，不可一味强调这种保健效果，登高时间要避开气温较低的早晨和傍晚，登高速度要缓慢，上下山时可通过增减衣服达到适应空气温度的目的。高血压、冠心病等患者，更要量力而行，以防不测。

（余　力）

秋季养生五个关键

秋天是人们感觉最舒适的季节。但是中医认为，秋天阳气由升浮逐渐趋于沉降，生理功能趋于平静，阳气逐渐衰退，气候逐渐转凉，是老年人易发病的时令。因此，为了适应秋季气候变化特点，防病延年，老年人应注意秋季养生。

节饮食养肺生津　老年人由于五脏衰弱，肠胃薄弱，如果饮食生冷无节、饥饱无常，势必伤胃犯病。因此，秋季老年人应少吃多餐，多食熟软开胃易消化之物。

愉悦身心，陶冶情操　秋风萧瑟，自然界凄凉的景色容易导致老年人产生悲观伤感的消极情绪。因此，老年人应特别注意精神保健，可适当选择琴棋书画、养花种草、玩物赏鸟等休闲娱乐活动，以愉悦身心、陶冶情操、安度晚年。

提高耐寒防感冒能力　秋季温差变化较大，风寒邪气极易伤人，加上老年人抵抗力和适应能力降低，较易患感冒、肺炎、肺心病，甚至发生心衰而危及生命。因此应注意防寒保暖，有条件的可坚持用冷水洗脸、擦鼻，甚至冷水浴，以提高耐寒防感冒能力。

警惕秋季易发病 秋季气候特殊,极易发生"秋燥咳嗽"、感冒、慢性支气管炎发作、胃病、风湿病、哮喘及心脑血管疾病等。因此,老年人应结合自己体质情况重点防范,积极控制原发疾病,警惕秋季易发病的发生。

加强锻炼,增强体质 秋天气候转凉,是进行室外运动的好时机,老年人可根据个人的爱好和兴趣,在力所能及的情况下选择适宜的锻炼项目,如散步、慢跑、做操、练拳、打球、郊游等。

（白素菊）

秋试冷水浴

冷水浴锻炼对身体有切实的好处。所谓冷水浴，就是用5℃～20℃之间的冷水洗澡，秋季的自然水温正是在这一范围内。

冷水浴的保健作用十分明显。第一，它可以加强神经的兴奋功能，使得洗浴后精神爽快，头脑清晰。第二，冷水浴可以增强人体对疾病的抵抗能力，被称作是"血管体操"。第三，冷水浴还有助于消化功能的增强，对慢性胃炎、胃下垂、便秘等病症有一定的辅助治疗作用。

冷水浴锻炼必须采取循序渐进的方法。秋天，气温逐渐降低，人体对寒冷和冷水也逐渐适应，以至于到了深秋和冬季，进行冷水浴也不感觉太冷。冷水浴的"循序渐进"，还应包括洗浴部位的"由局部到全身"、水温的"由高渐低"以及洗浴时间的"由短渐长"。必须说明的是，冷水浴并非对每个人都适合。有些人的皮肤对冷水敏感，遇到冷水就会产生过敏症状，这类特异体质的人就不能进行冷水浴。此外，患有严重高血压、冠心病、风湿病、空洞性肺结核、坐骨神经痛以及高热病人都不可进行冷水浴。

（霍雨佳）

秋季要"晚晚蜜汤"

立秋后，要多吃点蜂蜜，来滋阴润燥。蜂蜜作为药用，在中国已有数千年的历史，功效良好。明代医学家李时珍指出："蜂蜜入药之功有五：清热也；补中也；润燥也；解毒也；止痛也……能调和百药，而与甘草同功。"从中不难发现，蜂蜜具有清热润燥的作用，是古代养生佳品。

中医有句话："朝朝盐水，晚晚蜜汤"，意思是每天早起空腹喝淡盐水，每天晚上睡前喝蜂蜜水。这样做的理由是：早上喝淡盐水可以稀释一觉起来后变得很黏稠的血液，润肠胃通大便。晚上喝蜂蜜水有助于美容养颜，并补充各种微量元素。所以，更科学的办法是把蜂蜜水留在晚上喝，而早上起来喝淡盐水。

晚上喝些蜂蜜水其实在一年四季都是很合适的养生秘方，在立秋后尤其适用，是美容养颜、润肠排便的简便良方。当然，也有人排便困难，那么早起喝蜂蜜水就有助于排便了，还是要分个人身体情况而定的。我个人推荐的饮用方法是：

每晚睡前喝一杯加蜂蜜的热牛奶。牛奶和蜂蜜有舒缓安眠的作用，养生的功效更为显著。

还有，秋冬季的气候往往干燥，多喝蜂蜜还能防止皮肤皲裂。很多高级的化妆品是由蜂蜜提炼而成的，可见它对皮肤有良好的保护作用。如能用蜂蜜长期内服及外敷，不但能美容养颜，还能益寿延年。

（邓喆君）

治疗秋燥干咳方法

秋季天气干燥，人们常会出现咽痒、干咳等现象。遇此情况，建议服用花生冰糖饮治疗。

做法：取生花生仁 250 克，剥去外衣，臼中捣碎，放入瓦罐内，加清水煮之。沸后，舀去面上浮油，酌加冰糖少许，再煮，至汁同人乳形。

临睡时服一半，余下一半次晨温热服之。此方具有润肺化痰之功效，可治久咳、秋燥干咳，一般连服 5～6 次可愈。

（郭旭光）

秋治慢性鼻炎食疗方法

　　秋天是慢性鼻炎的多发季节。慢性鼻炎不是大病，却是顽疾。中医认为伤风感冒余邪不清，就很易患上此病。日常生活中可适当地配合汤疗，即可预防慢性鼻炎的发生，对于患病者，也能减轻病情。

　　慢性鼻炎主要是因为伤风鼻塞后余邪不清，内舍于肺，肺虚及脾湿浊滞留鼻窍，日久脉络气血瘀滞，则鼻窍不通。该病为虚实夹杂之证，治疗上宜攻补兼施。以下3种食疗方法较为简便有效：

　　桑叶菊花粥　做法是桑叶9克，菊花6克，同煎水去渣，加甜杏仁9克，粳米60克煮粥食。每日一剂，连服数剂。

　　辛夷花鸡蛋汤　做法是辛夷花30个，鸡蛋10个。加水煮熟后吃蛋喝汤。分五日服完，连服两至三剂。

　　红枣苍耳子汤　做法是红枣10枚，苍耳子9克煎服，每日一剂，七天为一疗程。

（隽　秀）

秋治类风关方法

秋天是易发类风湿关节炎的季节，类风湿关节炎是以对称性多关节发炎为主要临床表现的疾病。该病患者多为老年女性，其发病部位多为四肢的关节处。在该病发生的早期，患者可出现关节红肿、发热、疼痛和功能障碍等症状。到了晚期，患者可能出现关节僵硬畸形、骨骼肌萎缩等症状，甚至可发展为残疾。因此，该病被人们称为"不死的癌症"。

目前，西医一般使用非甾体抗炎药、激素类药物治疗类风湿关节炎，但效果并不理想。经过长期的探索，中医在辅助治疗此病方面总结出很多的宝贵经验。

中医认为，类风湿关节炎属于"痹证"的范畴，该病患者多因正气不足，复受风寒湿邪侵袭，导致其经络关节痹阻而发病。因此，治疗类风湿关节炎应以扶正祛邪为主。

一些患者会使用牛蒡根和黄豆泡酒这两种治疗类风湿关节炎的偏方，许多患者使用后关节肿胀、疼痛的症状就得到了明显的缓解。一部分患者在治疗半年后，类风湿关节炎就奇迹般地痊愈了。此方的做法是：取牛蒡根、黄豆各200克，白酒250毫升。将牛蒡根洗净后切段，将黄豆炒至微黄，然后将牛蒡根和黄豆放入白酒中浸泡十天即成，可在每日睡前饮25毫升，连续治疗三个月为一个疗程。

此方中的牛蒡根具有疏风散热、解毒消肿的功效，黄豆具有健脾利湿、益血补虚的功效，白酒具有醒脾温中、疏通血脉、抵御寒气、行送药势的功效，可引药直达病所。由上述诸药制成的牛蒡根酒，具有益卫固表、祛风除湿、通络止痛的功效，尤其适合经常规治疗后久治不愈的类风湿关节炎患者饮用。

（隽　秀）

秋服阿胶好处多

作为一种历史悠久的补品，阿胶早在古代就深受推崇。李时珍著《本草纲目》载："阿胶《本经》上品"，说明当时的古人已经对阿胶的药用价值有了一定的认识。到了明代，何良俊有诗云："万病皆由气血生，将相不和非敌攻。一盏阿胶常左右，扶元固本享太平。"此诗充分体现了阿胶补血的显著功效。

近年来，膏方有着比营养保健品更为明显的疗效，越来越为中老年人青睐。其中"阿胶、人参、鹿茸"并称膏方的三大上品，最被人推崇和喜爱。但人参、鹿茸性子刚烈，不可长吃。而阿胶由驴皮熬成，味甘性平，含有多种人体必需的氨基酸和铁、铜、锌等微量元素，不但是滋阴补血之上品，而且可以增加各种膏剂的稠度，在补血和提高人的免疫功能等方面具有确切的疗效，因此阿胶在膏方中很受欢迎。

阿胶能促进造血功能，可补血养血。《黄帝内经》里说："肝受血则能视，足受血而能步，掌受血而能握，指受血而能摄。"中医认为血是一种赤色的液体物质，来源于水谷精气，在血脉中按一定规律循环流动，用来滋养人体内外上下各部组织器官。若失血过多，所耗之血一时未能补充，或脾胃功能减退、血液生化不足，或七情内伤过度、阴血暗耗，则可导致血液不足，发生血虚证，使人体失去血液的营养或滋润作用，在临床上主要表现为面色苍白无华或萎黄、唇色淡白、头晕眼花、心悸失眠等。《医学入门》记载："人知百病生于气，而不知血为百病之始也。"阿胶能通过补血来滋养身体，预防一些重要疾病，同时它对缺铁性贫血和失血性贫血也有显著的疗效，还可用于血液病的治疗。常服阿胶还可以延缓衰老，让向往健康长寿的中老年人显得比实际年龄更年轻。

（隽　秀）

秋季养阴首选百合

俗话说："春夏养阳，秋冬养阴。"在干燥的秋季，我们该如何养阴呢？不妨找百合帮帮忙。中医认为，百合性味甘、微寒，入肺、心经，有润肺止咳、清心安神之功，是老年人药食佳品。现介绍5则百合润燥食疗方：

百合雪梨汤　百合30克，雪梨1个，冰糖适量。将百合用清水浸泡一夜，次日将百合连同清水一起倒入砂锅内，再加半碗多清水，煮一个半小时，待百合已烂，纳入去皮核切块之雪梨及冰糖，再煮30分钟即成。功效：可滋阴润肺。

百合莲米银耳汤　百合30克，莲米15克，银耳10克，冰糖适量。将莲米、银耳发开，与百合、冰糖同放锅中，加清水适量煮至汤浓即成，每日一剂。功效：可润燥养阴。

藕百枇杷汤　鲜藕100克，百合、枇杷各30克，白糖适量。将鲜藕去皮、节洗净，切片；枇杷去皮及核，与百合同放锅中，武火煮沸后，大火炖至烂熟，白糖调味服食。功效：可滋阴润肺，清热止咳。

百合猪肉汤　百合 50 克，瘦猪肉 200 克，食盐少许。将猪肉洗净、切块，与百合加水同煮至烂熟后，入食盐调味。功效：可清热润肺、宁心安神。

百合枣仁汤　鲜百合 50 克，生、熟枣仁各 15 克。将鲜百合用清水泡一夜，取生、熟枣仁水煎取汁，纳入百合煮熟，连汤食下。功效：可清心安神。

（王　展）

秋季要养肺

传统医学认为，燥主秋令，且"燥易伤肺"，所以秋天要以养肺护肺作为保健根本，为冬天减少呼吸系统疾病打好基础。

保持心情舒畅 中医有"常笑宣肺"一说。大笑能使肺扩张，还可以清洁呼吸道"浊气"。人在开怀大笑时，可吸收更多的氧气进入身体。

穴位按摩，叩肺俞穴 每晚临睡前端坐椅上，两膝自然分开，双手放在大腿上，头正目闭，全身放松，意守丹田。请家人两手握成空心拳，轻叩背部肺俞穴（在第三胸椎棘突下，左右旁开二指宽处）数十下，同时抬手用掌从两侧背部由下至上轻拍，约10分钟。这种办法可以畅快胸中之气，有健肺养肺之成效。

燥易伤肺，宜多喝水 秋季主燥，而肺为娇脏，更易遭受燥邪侵袭而发病，因此及时补充水分是非常重要的。一般秋季要比其他时节每天多喝水500毫升以上，以维持肺脏与呼吸道的正常湿润度。还可间接将水"摄"入呼吸道，办法是将暖水倒入杯中，用鼻子对准杯口吸入，每次10分钟，每日 2～3 次即可。

食疗润肺，多吃白色食物　按照五行配五脏的中医理论，秋季通肺，代表颜色是白色属金，黄色土能生金。因此，中医理论认为，多吃黄或白色食物有利于肺的功能。比如燕麦、淮山、莲子、芡实、鱼鳔、银耳、雪梨、蜂蜜等都有滋阴润肺作用。

（刘玉雯）

秋天须防哮喘

哮喘发作，自古以来就认为与气象因素关系极大，我国民间将哮喘病列为"气象病"之一；临床统计，天气变化占哮喘病发作原因的四分之三以上，其次为疲劳、过敏、饮食不当等因素。从时间上看，每年的九十月份是哮喘病的高发季节，其次是冬季、初春和梅雨时节。

秋季是一年中冷空气活动较为频繁的季节，每次冷空气过后，都伴随着气温、气压、降水、空气湿度的明显变化。尤其是气温的降低直接对哮喘有诱发作用。因为依中医理论，哮喘一病，宿根为"痰饮伏于内，胶结不去"；一旦气候变化，或感冒风寒，或淋雨践露，"宿痰"就为新邪引动发病。现代医学研究也认为，支气管哮喘多半是由感冒或鼻炎引发，而感冒和鼻炎都与冷空气活动或气温变化有直接关系。美国海洋和大气局发布的《天气和健康》就曾指出，每当较强冷空气来临时，在气温由高变低、湿度由小变大的转换期内，哮喘病发作频繁，不断加重，而当气温回升时，病情又都明显趋向好转。

秋季还有两种天气可诱发哮喘：一是初秋时节，当雷雨前或台风登陆前的几个小时，哮喘的发病率较高。心理医疗专家分析认为，这除了气候原因外，更重要的可能是心理原因所致——患者对即将到来的狂风骤雨心存不安甚至恐惧。二是深秋时节，天气形势被高压控制，哮喘患者增多。气象医疗专家分析认为，这可能是近地层出现了逆温层(即气温随高度递增)，地面出现某些诱发哮喘的"过敏源"，从而使哮喘发作。

当然，上述两种"病因"出现的几率不高（一旦出现，常给人以"莫名其妙"的感觉），比较起来，还是冷空气活动对哮喘病的影响更大、更直接。

为了预防和减轻冷空气过境对哮喘病的不利影响，患者在秋季要注意加强耐寒锻炼，增强体质，改善心肺功能，提高机体免疫力。同时也要时时掌握气象信息，当有冷空气过境时，可提早预防，做到有备无患。深秋时还要及时增加衣被，避免受凉，早晚出门最好戴上口罩，以减少冷空气的直接刺激。当哮喘发作时，可按中医"急则治标，缓则治本"的原则，服用一些中药（中医治疗哮喘效果相对较好），以平喘祛痰，缓解病情。

（霍雨佳）

秋季养生防病

感冒　由于秋季气候忽热忽凉，要遵循"耐寒锻炼从秋天开始"的规律，注意随天气变化及时增减衣服。

胃病复发　每到秋季，老人受到冷空气的刺激，血液中的组胺酸增多，胃酸分泌增加，胃肠易发生痉挛性收缩，这是由自身的抵抗力和对气候适应性下降所致。此外，由于气候转凉，人们的食欲随之旺盛，使胃肠功能的负担加重，导致胃病的复发。此类病人除了注意保暖之外，应注意膳食合理、少吃多餐、定时定量、戒烟禁酒，以增强胃肠的适应力。

气管炎　秋季是慢性气管炎的高发期，它对气候的变化较敏感，且适应性差，易因上呼吸道感染而发病。良好情绪能增强肌体免疫力和抵抗力，要改善居室环境，空气要流通，没有烟尘污染。

关节炎　进入秋季，一方面暑湿蒸腾，另一方面又寒意袭人，极易发生外寒内湿的关节痛症。因此患者应注意防寒保暖，尤其是大汗后不宜立即接触冷水或用冷水洗澡。有关节炎症病史者，可选猪蹄炖海风藤、木瓜鸡蛋酒，能祛风通络、化湿止痛。还可用当归、鸡血藤、桂枝、杜仲等煎汤药浴，对防止关节痛发作有积极治疗作用。

秋雨病 秋天下雨，气压低、湿度大，可对人产生影响，使有些人出现沮丧、抑郁等不良情绪。湿度大的天气有利于细菌的生长繁殖，会大大增加人体患伤寒、痢疾、各种消化系统及皮肤病的机会。为克服秋雨天气对人的不利影响，一要加强人体对环境的适应能力，二要根据天气采取适当的预防措施。

肺炎秋燥症 入秋时节，因湿度降低而出现秋燥，而秋燥对人体危害最大的部位是肺部。因此，应积极加强锻炼，增强肺功能，预防肺炎的发生。饮食方面调养也是一种积极的因素，应少吃辛辣食物，多吃养阴润肺的食物，如梨、萝卜等，以增强肺部的水分。

（徐成文）

寒露时节谈养生

寒露一般为每年公历的 10 月 8 日前后。《孝经援神契》记载："秋分后十五，斗指辛，为寒露。言露冷寒而将欲凝结也。"《月令七十二候集解》中说："露气寒冷，将凝结也。"寒露表示气温比白露时更低，露水更加寒冷，接近地面的水汽快要凝结成霜了。

寒露时节，阴阳之气也逐渐转变，阳气渐退，阴气渐盛。在养生方面，要使体内的生理活动顺应自然界的变化，以确保体内的阴阳平衡。

寒露时节，天气变冷，正是人体阳气收敛，阴精潜藏之时。根据四季养生中强调的"春夏养阳，秋冬养阴"的原则，寒露时节必须注意保养体内的阴气。

秋与肺相应。金秋之时，燥气当令，燥邪之气易侵犯人体而耗伤肺阴，如果调养不当，人体会出现咽干、鼻燥、皮肤干燥等一系列的秋燥症状。所以暮秋时节的饮食调养应以滋阴润肺为宜。

具体地说，饮食养生应在平衡饮食五味的基础上，根据个人的情况，适当多食甘、淡、滋润的食品，既补脾胃，又养肺润肠，防治咽干口燥等症。适量进食的水果有梨、柿、香蕉等；蔬菜有胡萝卜、冬瓜、藕、银耳及豆类、菌类、海带、紫菜等。粳米、糯米均有极好的健脾胃、补中气的作用，所以早餐应吃温食，最好喝热粥，像甘蔗粥、玉米粥、沙参粥、生地粥、黄精粥等。中老年人和慢性疾病患者应多吃些红枣、莲子、山药、鸭、鱼、肉等食品。

精神调养也不容忽视。由于天气渐冷，日照减少，秋风萧瑟急劲，人的情绪往往不大稳定，心情躁动，容易产生悲愁忧伤之感。看到草枯叶落、花木凋零，一些人心中常有萧条、凄凉、垂暮之感。悲忧最易伤肺，故宋代养生学家陈直说："秋时凄风惨雨，老人多动伤感，若颜色不乐，便须多方诱说，使役其神，则忘其秋思。"如若过度兴奋激动，使阳气浮动，很可能引发疾病。因此，一定要保持良好的心态，因势利导，宣泄积郁之情，培养乐观豁达之心。可以平素的兴趣爱好为基础，尽情玩乐宁志、陶冶情操、稳定情绪、提高机体的防燥能力和免疫能力。

秋季寒凉之时，人们的起居时间也应作相应地调整。天气变冷，很多人常常赖在被窝不愿起床，睡眠时间在无形中就增多了。人在睡眠时，血流速度减慢，易于形成血栓。这也是每遇天气变冷，患脑血栓的病人就会增加的缘故。为避免血栓的形成，最好顺应时节，早睡早起，分时调养，确保健康。

过了寒露，天气由凉转寒，入夜后更是寒气袭人。常言道："寒露脚不露。"这就是告诫人们应注意天气变化，特别要注重保暖，及时增减衣服，以防寒邪入侵，尤其不要赤脚，以防"寒从足生"。

两脚离心脏最远，血液供应较少，又因为脚部的脂肪层较薄，特别容易受到寒冷的刺激。因此，脚部受凉，特别容易引起上呼吸道黏膜毛细血管收缩，导致人体抵抗力下降。呼吸道对冷空气刺激极为敏感，骤然降温使呼吸器官抵抗力下降，病邪就会乘虚而入。轻则引起外感咳嗽，重则可使气管炎、哮喘等呼吸系统疾病发作。

寒露过后，除了要穿保暖性能好的衣服鞋袜外，还要养成睡前用热水洗脚的习惯。用热水泡脚既可预防呼吸道感染性疾病，还能使血管扩张、血流加快，改善脚部皮肤和组织营养，减少下肢酸痛的发生，缓解或消除一天的疲劳。

常言道："御寒锻炼自秋始。"寒露时节，为了抵御更加寒冷的冬天的到来，适应严寒，应该注意进行耐寒锻炼，不断提高自身的抗寒能力。

（曾　闻）

霜降养生有三防

霜降是秋天最后一个节气。它的到来预示着秋天的结束，冬天的开始。季节转换，冷暖无常，养生保健尤为重要。这个时期，中医专家指出，防秋燥、防秋郁、防寒是霜降期间的健康防护重点。

防秋燥 秋燥表现为口干、唇干、咽干、便秘、皮肤干燥等。燥易伤肺，还会使人体免疫力减弱，不适应冬天的寒冷而生病。为了顺应秋天的养生，《黄帝内经》说："使志安宁，以缓秋刑，收敛神气，使秋气平，无外其志，使肺气清，此秋气之应，养收之道也。"如果做到这几点，回归到清净和自然，就会感觉到秋季的自己柔美滋润。预防秋燥还可以进补滋阴润燥的食物，并应以"清润"为宜。秋季易伤津液，平时要适当多饮些开水、淡茶、豆浆以及牛奶等饮料；还应多吃些萝卜、番茄、豆腐、银耳、梨、柿子、香蕉等，这些食物具有润肺生津、养阴清燥的功效；同时要禁烟、酒以及辣椒等燥热之品。霜降时节正是秋之暮，人们的精气开始封藏，进食滋补食品较易被消化、吸收和藏纳，有利于改善脏器的功能，增强人体素质。饮食、穿衣上还应注意暖腹，禁食生冷。

防秋郁 晚秋时节的肃杀景象容易引人忧思，使人意志消沉、抑郁。唐诗宋词中，就不乏大量悲秋伤秋的文学作品，抒发离愁别恨，叹红消翠减，感怀无常人生。可见，深秋季节，人的心情极易受到秋天萧瑟、寒凉之境的影响。其实，进入秋季，人们摆脱了夏季炎炎的烦恼，也从过激的情绪中调整过来，这时就容易因身体能量消耗过多而出现疲软、困乏、心情低落等状况。要摆脱这种"情绪疲软"状态，最好能保持充足睡眠，要早睡早起。早睡能养阴，早起呼吸新鲜空气，以利舒肺，能使机体津液充足、精力充沛。同时饮食宜清淡，保持乐观积极的心态，多吃水果多喝水，多参加有益身心的娱乐活动。

防秋冻 霜降后的气候变化较大，早晚温差悬殊，体质较好的老年人衣着以轻薄为宜，不可顿增厚衣，应适当受些寒凉，以逐步增强抗寒能力。故在我国民间素有"秋冻春捂"的说法。抵抗力较弱的老年人，为避免旧病复发或增患新病，宜逐渐增衣，切不可顿增顿减，以防寒气侵袭，诱发新病。其次，勤习吐纳而修身养性，加强锻炼以增强体质、强身健体、预防疾病，也是防秋冻之本。

民间有谚语"一年补透透，不如补霜降"。可见，霜降养生的重要性。以上三防，有益身心健康，何乐而不为之？

（程中学）

冬之篇

立冬进补有讲究

立冬是二十四节气之一，从这天开始，就正式进入冬季了。"冬病夏治、冬令进补"是最好的养生方式，中医有"秋收冬藏"的说法，认为冬天进补效果更好。那么立冬进补有什么讲究呢？

在饮食养生方面，中医学认为应少食咸，多吃点苦味的食物，道理是冬季为肾经旺盛之时，而肾主咸，心主苦。从医学五行理论来说，咸胜苦，肾水克心火。若咸味吃多了，就会使本来就偏亢的肾水更亢，从而使心阳的力量减弱，所以应多食些苦味的食物，以助心阳。适合选择的食物包括芹菜、莴笋、生菜、苦菊等，这些苦味食物中含有氨基酸、维生素、生物碱、微量元素等，具有抗菌消炎、提神醒脑、消除疲劳等多种医疗、保健功能。

前面提到，阿胶和人参、鹿茸并称"滋补三大宝"，因此很多人尤其女性都习惯在冬季吃阿胶进补。最适合食用阿胶的是血虚、气虚的人，而肝肾阴虚的人就比较适合用龟甲胶，因此并不能武断地认为：男人不能吃阿胶，或者女人过了更年期就只能吃龟甲胶。

冬季最热门的"食补"品——羊肉，比较适合手足冰凉、大便稀溏、食欲不振这样"阳虚"体质的人，这类人还可以适量吃大核桃、冬虫夏草、鹿茸，以及少量白酒来补阳，而阴虚火旺的人就不太合适了。芝麻、白木耳就比较适合阴虚火旺的人，这类人在冬季也可以适量吃一点铁皮枫斗、太子参、西洋参来补阴。

冬季适宜食用具有暖性的肉食，如狗肉、牛肉、鸡肉、虾等；蔬菜有黄豆、胡萝卜、韭菜、油菜等；水果有橘子、柚子等。另外，冬季进补的另外一个原则就是多饮水，少吃酸辣等刺激性食物，少饮烈酒。同时，冬天营养应以增加热能为主，可适当多摄入富含碳水化合物和脂肪的食物，如坚果、米面制品等。

（魏咏柏）

冬季谨防"情绪感冒"

进入冬季后，人的精神和情绪也容易"感冒"。据各大医院的心理科统计，冬季里，各医院抑郁症的门诊量都显著增加。抑郁症可谓最严重的"情绪感冒"了，而一般的"情绪感冒"只是轻微的情绪障碍，主要表现为心情不佳、忧伤、悲观、焦虑、食欲降低、睡眠质量下降等。

为何冬季容易出现"情绪感冒"？

原因是多方面的，但几乎都与冬季特有的气候有关。

昼短夜长的冬季，日照时间的缩短，这是情绪"感冒"的主要诱因。入冬以后，由于日照时间减少、强度减弱，这种激素会有较多的分泌，从而使人的甲状腺素和肾上腺素的分泌受到抑制，人体细胞就会"偷懒"，人的心情自然就容易低沉消极，精神也容易萎靡不振。这就是古人说的"天昏昏兮人郁郁"。

花木凋零、草枯叶落的冬季景致，也容易使人产生凄凉、苦闷、垂暮之感。

据医疗气象专家研究，在低温条件下，人的新陈代谢和生理机能处受抑状态，容易产生内分泌功能紊乱，从而导致情绪低落、注意力不集中，甚至会出现心慌心悸、失眠多梦等症状，这就是人们通常说的"低温抑郁症"。

此外，冬季的低温、干燥和较高的气压，对许多生理疾病（如冠心病、高血压、哮喘、脑动脉硬化症）均有不利影响，患有这些病的人，常常会有一种恐惧心理。冬季又是死亡率较高的季节，一些老年病患者常常在心里就把冬季视为一个"坎"，总怕自己过不了冬天，从而产生一些消极情绪。

怎样预防或减轻"情绪感冒"症呢？

对严重的抑郁症患者，当然要在医生的指导下进行治疗；而对一般的患者，不妨采取以下几种"绿色疗法"：

室内增加光照和温度。当阴雨天或早晚无阳光时，尽量打开家中或办公室中的全部照明装置，使屋内光明敞亮。人在这种光线充足的条件下进行活动，可调动情绪，增强兴奋性、减轻或消除抑郁感；而在气温较低时，尽量打开室内的增温设备，以预防"低温抑郁症"。

冬季外出，尽量少去一些草木枯黄的荒凉旷野，多登高远眺；同时，经常在室外做一些健身活动（如慢跑、打太极拳、跳健身操等），从而不在意荒凉景物和寒冷天气，调动健康情绪，缓解抑郁状态。

"情绪感冒"既然是一种"情绪病"，心理调节也非常重要。冬日里，要少看一些感情缠绵、充满失意情绪的小说和电视剧；同时也要少一些怀旧情绪，多想想美好的未来。日常生活中，不计较鸡毛蒜皮的小事，不参与无原则的争执和较量，从而保持良好的心境。

积极治疗慢性病。冬季气候会加重某些病情，可在医生的指导下，通过调整医疗方案、药物种类或剂量，同时注意防寒和改善居室气候，以消除或减轻不利影响。老年人也要坚守正确的人生观，心胸开阔，减轻植物神经的紊乱。

（董　宁）

冬季养生重护肾

冬季宜蓄积阳气。《黄帝内经·素问》中说："冬三月，此谓闭藏，水冰地坼，无扰乎阳，早卧晚起，必待日光，使志若伏若匿……去寒就温，无泄皮肤……此冬季之应，养藏之道也，逆之则伤肾。"故善于养生者，多提倡冬季养生应以敛阴护阳为本。

肾为先天之本，生命之源。在五行之中，肾为水藏，有藏精主水、主骨生髓之功效。肾主封藏人体精气，肾气的盛衰，会直接影响到人体的精力充沛与否。肾气充沛，人的精力旺盛，神清气爽；反之肾气衰弱，就会头昏耳鸣，神疲力衰。冬季天气寒冷，万物生机潜藏，阳气下沉，利于肾脏的吸纳封藏。所以，冬季养生重在护肾。

现推荐一套按摩护肾的方法，效果也很好。具体方法如下：

搓脚底，热水泡脚　脚是人体中距心脏最远的部位，脚底又是人体众多经络的汇集处，这些经络都与各脏腑有着密切联系。尤其是脚底心距脚趾三分之一处的涌泉穴，是肾经的重要穴位，号称人体的第二长寿穴。每天以手搓抹脚底，可以促进这些经络的活跃，加速脚部的血液循环，保持脚部的温暖，提高人体的免疫功能。具体方法是：以左手搓抹右脚底，自脚后跟至脚前趾，来回反复 30 ～ 50 下；再用右手搓抹左脚底，同样次数，每天早晚各一次。其次每晚睡前以热水泡脚 10 分钟，可以更好地提高搓脚按摩的功效。东汉神医华佗在《足心道》中说："春天泡脚升阳固脱，夏天泡脚暑湿可祛，秋天泡脚肺润肠濡，冬天泡脚丹田温灼。"所以泡脚亦能消除疲劳，温灼丹田，促进脚部的血液流通，对睡眠也很有帮助。

搓腰眼 腰为肾之腑，腰部有带脉。通过按摩可以疏通肾腑气血，有补益肾气、强腰健骨之功效。具体方法是：手指四指并拢与大拇指分开。掌心捂伏腰眼处，上下左右搓抹 1 ～ 3 分钟即可。还可以两脚平行站立与肩平，两手平伸掌心向下，身体上部向左右转动，次数不限，同样能取得相同效果。

上述按摩，方法简单易操作，重要的是每天坚持。持之以恒，就会收到明显效果。

（邵顺祥）

天冷受点冻 养肾之良方

"冬不藏精，春必病温"，意思是说，冬天肾中精气储藏不足，来年春天一定会根基不牢，诱发种种春季传染病的发生。

一年四季中，冬天是休养生息的季节，万事万物均显闭藏状态，养生首先藏固阳气，阳气固藏，则肾气固坚。冬天取暖不过度就是养肾。取暖过度会使人的阳气升多而降少、升发有余而潜藏不足。

如果该冷不冷，阳气既不能下降更不能潜藏，那么这就成为人产生各种疾病的根源。往深处说，这样是伤人之元阳、动人之根本，成为许多疾病发生与发展的根本原因；往浅处说，最大危害就是使人的冷适应能力下降，即免疫力与抵抗力下降。突出的表现是遇寒即病，平时也特别怕冷，尤其是头背、四肢特别怕冷，如冬天厚衣着，夏天怕空调，稍不御寒即感冒打喷嚏。冬天不能受寒就意味着夏天不能受热，反之亦然。关键是，冬怕冷夏怕热的人，比单纯怕过冬天或只是怕夏天的人要麻烦得多，这种人本质上就是阳气不足，而其中冬天暖气的过度使用，对造成这种体质的影响最大。

此外，冬天过度用暖气还有一种副作用，即上面有火，如咽痛、口干苦等，而下面有寒，怕冷尤其是手足怕冷、腿软乏力、精神困乏、尿清、神疲等。这种情况也是阳气虚无力潜藏，虚火上冒所造成的。因此，冬天要尽可能主动冻着点，冻就是顺应自然、适应自然，也就是最好的养肾。

许多有畏冷喜暖、手脚冰凉等症状或慢性病人来说，冬季"养肾防寒"也是不错的对策。中医将肾称为"先天之本"，如果肾脏的机能强健，则可"温煦机体"，推动全身各个脏器的功能循环，除了提高御寒能力，还能增强机体的免疫力。不过，补肾不是盲补，对于健康或亚健康人群来说，多吃些羊肉、甲鱼、枸杞等食品，或是喝些十全大补酒等保健酒，都有补益的作用。而中医认为"黑色入肾"，所以选择"黑五类"食品，即黑木耳、黑芝麻、黑豆、黑米、黑枣对补肾也很有用处。

然而，有些特殊人群进补需向医生请教，如针对"阳虚""阴虚"不同体质，食疗方法有所不同，而本身肾功能不全的人，高蛋白饮食会加重肾脏负担，都要在医生指导下进补。

（郑金美）

冬令进补话虚症

我国民间素有"冬令进补"的传统习俗，中药的养生和滋补作用，也是举世公认的，因而受到了人们的青睐。然而，有些人却认为中药养生无副作用，而盲目地把党参、当归、黄芪、三七、鹿茸等中药与鸡鸭、龟鳖等同煮服用。也有些中老年人偶感乏力、心慌时，总认为这是体虚引起，服用人参、当归、黄芪、三七、鹿茸、白木耳、阿胶等滋补品多多益善。殊不知，盲目进补，非但疗效甚微，反而会出现一些不良后果。据临床观察，即使在身体强壮无疾病的情况下滥用补品，同样会产生口干舌燥、鼻孔出血等副作用。例如常年服用鹿茸的人会阳盛阴衰；久服人参会胸闷腹胀和消化不良；在感冒发热时服滋补中药，犹如雪上加霜加重病情。

祖国医学认为，"虚症"是人体正气的虚弱。造成正气虚弱的原因很多，诸如先天不足、儿时发育欠佳、中年劳累过度及重病引发的大出血等。虚症又分气虚、血虚、阴虚和阳虚四类，其中气虚与阳虚属于阳气不足，临床表现多为精神怠倦、食欲不佳、舌质胖淡、脉象细软等；而血虚和阴虚则源于阴血不足，症状是头晕目花、心悸气短、四肢无力、失眠多梦等。

中医治疗虚症的原则是"虚者补之"，但必须根据不同的类型施以相应的补法。如补气可用党参、黄芪、白术；补血者可用当归、白芍、熟地、阿胶；补阴可用生地、玄参、龟板、鳖甲；补阳可用附子、肉桂、仙灵脾等。由于人体在气与血之间存在着互为滋生的关系，而阴与阳也保持着彼此依存的态势，因此在补养或治疗时，宜兼顾服药，因症增减。不少虚症患者还会出现"虚不受补"的情况。如体虚且消化功能欠佳的病人，就不应该滥服补药，尤应避免熟地、阿胶等滋腻性质的补品。此类药物极易"碍胃助湿"，致使脾胃功能越发减弱，体虚之症更难以恢复。又如素体虚损，又感染疾患而出现发热症状者，在体热尚未消退时，也不可轻易进补。因为在病邪较盛时投以补药，难免"助邪为虐"而酿成意外。

"虚"乃身体一切正气不足的症状，人们在寒冬进补之时，只有经医生因势利导，对阴、阳、气、血的差异进行具体分析，再选用适合个人条件的药物，方可收到较好的补益效果。

（郭旭光）

冬季吃水果 "煮"之有道

冬天，冰凉的水果吃起来有点凉，但人体须要通过吃水果获取各种维生素。因此，养生专家建议，怕凉、肠胃不好的人可以煮水果吃，不仅能润燥、促进消化，其营养价值又不会丢失。

梨 能润肺止咳，但梨属寒性，天冷时吃生梨会更感体寒。但如果将梨煮一下，情况就完全不同了。煮熟的梨去除了寒性，梨皮会变得略苦，去燥润肺的功效完全被释放出来。梨籽中的木质素本来属于不可溶纤维，但在加热后会在肠道中被溶解，将有害的胆固醇揪出体外。

小番茄 小番茄加热后，茄红素的含量会迅速增加，从而提高番茄的营养价值，并增强其总体的抗氧化能力。只要加热 2 分钟（水煮或者微波均可），茄红素和抗氧化剂的含量就可以分别增加 54% 和 28%。

柚子 要煮的不是柚子瓤，而是柚子皮。柚子皮含有柚皮甙和芦丁等黄酮类物质，具有抗氧化的作用，可以降低血液的黏稠度，瘦身减肥，抗衰老，加热后进入体内时会更加活跃，发挥出最大功效。做法是将柚皮中间柔软的白色部分切成薄片，用温水煮 10 分钟，然后和蜂蜜一起冲茶喝，其营养素就会在体内开始发挥作用。

苹果　含有的果胶具有很好的排毒作用，可以和膳食纤维一起合作清理肠道，经过加热的果胶会变得更加稳定，而且还多出了"吸收肠内细菌和毒素"这一项功效。另外有研究发现，苹果加热后所含的多酚类天然抗氧化物质含量会大幅增加。多酚不仅能够降血糖、血脂、抑制自由基而抗氧化、抗炎杀菌，还能抑制血浆胆固醇升高，消灭体内自由基。

（胡安仁）

冬日补肾汤饮四款

肾为先天之本，因而，众多养生专家把补肾作为保持健康、延缓衰老的重要方法。现推荐 4 款最适合冬季的补肾汤。

当归黄芪乌鸡汤　香菇干用水冲净，加水泡发。乌鸡入砂锅，水没过整只鸡，大火煮开后，撇去血沫，锅里加入西洋参、当归、黄芪、红枣、枸杞、火腿肉、去壳桂圆、香菇及香菇水、姜、葱、黄酒，大火煮开后，改小火炖一个半小时。玉米切五段，加入锅中，继续再炖半小时，加适量盐调味即可。

黑木耳排骨汤　将黑木耳泡发，砂锅中放入清水，加入排骨、生姜，用大火烧开后，用小火煲 40 分钟，待排骨熟透后加入黑木耳，黑木耳煮熟后，加入精盐、味精、香油即可。

鱼羊烩　将鲫鱼熬成浓汤，将羊肉放入鲫鱼汤中，继续煲到羊肉酥软为止。吃时加芫荽、青蒜段、胡椒粉或者蒜蓉调味。

山药炖牛肉　炒锅热油放姜片、花椒爆香再加入牛肉块翻炒，加入料酒和生抽，同时加入足量开水没过牛肉，放入干辣椒，烧开后撇去浮沫。牛肉连同汤汁一起倒入炖锅，炖一小时左右至牛肉酥烂放入山药块，加盖小火再炖20分钟，起锅撒上葱花即可。

（隽　秀）

喝汤应对寒冬上火

进入冬季，很多人出现口角生疮、低热盗汗、手足心热、心烦失眠、尿黄便秘等症状，这就是民间所说的冬季上火。现介绍5款行之有效的去火汤，供大家选用。

丝瓜豆腐鱼头汤　取丝瓜 500 克，鲜鱼头一个，豆腐适量，生姜、盐适量。将丝瓜洗净削皮切段；鱼头洗净切开；豆腐用清水略洗；鱼头和生姜放入煲里，加入适量滚水旺火煲 20 分钟，放入豆腐和丝瓜，再用文火煲 15～20 分钟，加入调味品即可服食。此汤具有清热去火，养阴生津，洁肤除斑，通经络，去痰喘咳嗽等多种功效。

芥菜牛肉汤　取芥菜 500 克，牛肉 250 克，生姜 50 克，油盐适量。将生姜去皮拍碎；牛肉洗净切片；芥菜洗净切段。把用料放入滚水锅内，武火煮沸片刻即可，油盐调味，趁热食用。此汤可补脾益气、化痰止咳、解表散寒，用于风寒感冒、无汗头痛、周身骨痛、咳白色痰等。

菠菜银耳汤　取菠菜 150 克，银耳 20 克，香葱 15 克，盐、味精、香油各少许。菠菜洗净切段，用开水氽一下；银耳用温水泡软，洗去泥沙，摘成小朵；香葱去根须洗净，切成细末。锅内放入银耳，倒入适量清水，用大火煮沸后再加菠菜煮沸，加入盐、味精、香葱末，淋上香油即成。此汤具有生津润燥，通便去火之功效。

莲子冰糖去火汤　取莲子30克（不去莲心），栀子15克（用纱布包扎），加冰糖适量，水煎，吃莲子喝汤。对低热、盗汗、心烦、反复口腔溃疡、口干、小便短赤、心烦易怒等效果明显。

紫菜汤　取干紫菜40克洗净，按厨房常规的下汤方法做成2碗，趁热连菜带汤全部吃下，每天2次，5天为一个疗程。此汤对口干舌燥、口腔起泡、口唇溃疡经久不愈者，效果最为理想。

（郭旭光）

冬日暖胃食疗四款

姜枣桂圆汤 干姜 10 克（切薄片），红枣 30 克，桂圆 30 克，红糖 20 克，加水 500 毫升后煎煮 15 分钟，早晚服用。连续吃一段时间，有温胃调补之功，适用于慢性胃炎、胃神经官能症等。

五辣暖胃酱 鲜蚕豆酱 20 克，醋 5 克，白糖 10 克，花椒 4 粒，胡椒 4 粒，生姜 3 片，大蒜 1～2 瓣（切碎）。先在炒锅内放入花生油少许，待油热后放入花椒、胡椒、姜、蒜煸炒出香味，加入酱、醋、糖、翻炒几下装盘。平时用以佐餐食用，有开胃止痛之功，适合胃溃疡、慢性胃炎伴有胃痛、胃寒、肢冷者。也可间断服用，待疼痛、腹胀等症缓解即停用。

玫瑰砂椒茶 玫瑰花 6 克，砂仁 6 克（研碎），胡椒 6 粒（研碎）。三药放入壶中，用开水冲泡作茶饮服。此方有行气健胃止痛之功，适合慢性胃炎、胃肠神经官能症伴有胃痛嘈杂、胸腹胀闷等症状者。

酸辣卷心菜　卷心菜 500 克，洗净切丝加盐腌半小时备用，泡辣椒 30 克切细丝，米醋 30 克，花椒 5 粒，细盐、白糖各 10 克。在炒锅内放少许菜油，先放花椒，油热后倒入卷心菜、辣椒丝，加上盐、糖、味精等翻炒装盘。此菜酸甜可口，是溃疡病患者食用的良菜。常食可促进溃疡面的愈合和胃黏膜的再生，并能止痛。

（徐淑荣）

款款药粥除冬燥

冬天，天气比较干燥，很多人出现皮肤瘙痒、口鼻咽干、唇裂、鼻出血等现象，这就是平时所说的冬燥。遇此情况，大家不妨服用一些养阴生津的药粥，这能起到很好的缓解作用。

沙参麦冬粥　沙参、麦冬各15克，大米50克，冰糖适量。将沙参、麦冬水煎取汁，加大米煮成粥，冰糖调服，每日一剂，可益气养阴、润肺生津、化痰止咳。

银耳大枣粥　将银耳5～10克浸泡发胀，加粳米100克，大枣3～5枚同煮粥，有滋阴润肺、养胃生津的作用。

百合银耳粥　百合30克，银耳10克，大米50克，冰糖适量。将银耳发开洗净，同大米、百合入锅中，加清水适量，文火煮至粥熟后，冰糖调服，每日一剂。可养阴润肺、健脾益气。

猪肺莲米粥　猪肺150克，莲米15克，大米50克，调料适量。将猪肺洗净，切块，加清水适量煮沸后，去浮沫，下二米，煮至粥熟后，调味服食，每日一剂，可益肺生津、养阴止咳。

生地石斛粥　生地 15 克，石斛 30 克，大米 50 克，冰糖适量。将二味药水煎取汁，加大米煮成粥，待熟时冰糖调服，每日一剂，可清热凉血、养阴生津、润肺止咳。

（郭旭光）

不妨试试"冷水擦身"

随着人们生活水平的提高和保健意识的增强，越来越多的人加入冬泳队伍，成为冬季健身的一道亮丽风景线。一些高血压患者也兴致勃勃步入其中。

高血压患者真的适宜冬泳吗？专家给出的答案是否定的。

不错，高血压患者可以在医生的指导下，参加适宜的体育锻炼如慢跑、散步等。但是，冬泳是在强冷环境下的一种健身活动，先是冷空气的刺激，接着又是冷水的强冷刺激，全身皮肤的血管发生急剧收缩，强迫表皮血管中血液回流内脏及深部组织，因而会引起血压的暂时升高。有关研究机构曾对某冬泳群体进行过调查，在他们下水前和上岸后分别进行血压测量。结果，所有人都表现为血压升高，血压升高的程度不同，88%的冬泳者血压都升高了 20 ~ 40 毫米汞柱。对正常人来说，这种"暂时升高"并无大碍，但高血压患者的血压本来就高，舒张压经常在 100 毫米汞柱以上，而且多半还患有程度不同的血管硬化，血管弹性程度较低，能否经受住那个突然性的血压"暂时升高"，就是个未知数了，至少，发生脑血管破裂（即"中风"）的可能性比常人要高出许多，甚至"突然死亡"的可能性都是存在的。

当然，也有许多高血压患者参加冬泳，经受住了"考验"，身体安然无恙，甚至达到了健身效果。但这并不排除高血压患者参加冬泳的"非安全性"。所以，一些保健学家提出了一种既健身又安全的"折中建议"：高血压患者不宜进行强冷刺激的冬泳锻炼，但可以进行一般的冷水锻炼，最好的形式是冷水擦身，因为刺激强度不大，高血压患者的身体比较能够接受。这种"冷水擦身"，也要注意循序渐进和科学操作：可以从深秋或初冬开始冷水擦身，水温不宜过低，以后再根据身体耐受程度逐渐降低一些，动作要轻柔，用力要均匀，先擦上半身，然后，披上衣服坐下来擦下半身。切忌低头、弯腰和起身动作过猛。有些高血压患者症状较重，伴有头晕目眩，"起点"就要更低些：开始只用冷水洗脸洗脚，坚持一段时间后，待症状有所改善，再用冷水擦身。

当然，对一些不适宜游泳的其他慢性病患者，或是不会游泳的中老年人，冬季进行"冷水擦身"同样也有不错的锻炼效果。

（霍雨佳）

老年人须防"浴室综合征"

据报载，某年冬天，长沙某工厂 40 多位退休工人进浴池洗澡，仅仅半个小时内，就有 6 位老人晕倒，3 位老人出现不同程度的眼花、头晕、心悸等症状。医学专家把这种由于在浴室洗澡而引发的口渴、胸闷、心悸、恶心、目眩、四肢乏力、呼吸急促，甚至出现晕倒或诱发心血管病等一系列症状称为"浴室综合征"。冬季气候寒冷，浴室内池水温较高，湿度呈过饱和状态，水汽压较大，氧气含量较少，通风程度较差，空气较污浊，加之洗澡人数较多，体弱者、初洗者以及老年人都不太适应浴室内这种特有的"小气候"，容易出现"浴室综合征"。

对老年人来说，由于气候和生理方面的原因，冬季皮肤容易出现瘙痒，因而最喜欢到浴池里洗个热水澡。冬季的公共浴池里，老年男性顾客占的比例较大。但据临床医学资料统计，约有 10% 的老年人在沐浴过程中，不同程度地出现"浴室综合征"。分析起来，除了上面提及的不良小气候的原因外，也有老年人自身体质方面的原因。老年人体质一般较弱，耐受和应激的能力相对较差，热水浸泡使得老年人的毛细血管扩张，大量血液都淤积在体表，用于循环、回心的血量减少，心输出血量不足，从而使脑组织发生一时性缺血、缺氧，从而易出现"浴室综合征"。

预防"浴室综合征"，老年人平时就要注意加强锻炼，增强体质，提高肌体对环境变化的适应能力。洗澡前，不宜过饱、过饥、过度疲劳，不能饮酒，可适度地饮些白开水；进了澡堂，最好能"热身"一下，即先到浴室内适应5分钟左右。洗澡时，还要本着"循序渐进"的原则，从下肢开始洗，再用浴巾洗抹上身，最后身体才渐渐泡入浴池，浸泡的时间不宜过长，以15～20分钟为宜；洗澡动作不必过急或过分用力，而以轻松自如为佳。如果在洗浴过程中出现了头晕、眼花、恶心等症状，应立刻步出浴池，到椅子上休息一会，喝些茶水，一般症状即可消失。

作为浴室的管理者，也要努力改善冬季浴室的环境，在注意保温的同时，也要适当地进行通风，科学合理地调节池内水温（以37℃～40℃为宜），同时还要准备一些茶水、糖水，以便顾客出现轻微的"浴室综合征"时饮用。一些心血管病患者洗澡时突然发病，易生不测，所以公共浴室一定要备有硝酸甘油片这类急救药品。

（霍雨佳）

前列腺患者安然过冬

前列腺也"怕冷"，每到冬季天气寒冷的时候，前列腺疾病患者数量都会剧增，其中以前列腺增生的老年人为主。因此在冬季，男性朋友尤其是有前列腺疾病的人群要加倍呵护前列腺。现推荐8招，让前列腺疾病患者安然过冬。

多喝水 饮水减少会使尿液浓缩、排尿次数减少，从而对前列腺及其他脏器（肾脏、膀胱等）等都会产生不利影响。所以寒冷季节虽然出汗减少了，但也应该多喝水。

莫憋尿 冬季天气较冷，许多人半夜不愿爬出温暖的被窝去上厕所。但憋尿会让膀胱过度充盈，压迫前列腺，对于前列腺疾病患者来说，容易造成尿液反流，给高位脏器（肾脏和输尿管）带来危害。

戒辛辣 酒、辣椒等辛辣食品都对前列腺和尿道有刺激作用，可引起短暂的会阴部不适，还可引起前列腺和膀胱颈的充血、水肿，造成前列腺抵抗力降低。因此，在寒冷的冬季，最好不要靠辛辣食品和酒水来取暖。

保温暖　局部保暖可减少肌肉组织收缩，使前列腺的充血、水肿状态得到恢复。保暖还可以预防感冒，因为许多感冒药会加重一些前列腺疾病的症状。

多吃锌　微量元素锌可以增加前列腺的抗感染作用，应该多摄入。比如海产品、瘦肉、粗粮、豆类植物、白瓜子、花生仁、南瓜子、芝麻等都含有大量的锌。此外，男士的餐桌上还应多些粗粮、坚果、植物油、新鲜蔬菜和水果，以补充各类抗氧化剂。

莫久坐　冬季，许多人不愿外出。尤其是一些老年人更喜欢坐在家里，久坐会使前列腺负担较重，不少前列腺疾病患者都会觉得久坐让他们很不舒服。因此，冬季应尽量避免久坐或者坐的时间比较长的娱乐活动，如打麻将等。

勤锻炼　天气寒冷时，同样应坚持适当的体育锻炼，例如打太极拳、短跑或饭后散步等。这样可以改善血液循环，对于提高免疫力、预防前列腺炎的发生很有意义。

性生活　适度的性生活有利于前列腺健康，性生活要有规律，过度的性生活及频繁的手淫对前列腺是不利的。

（曾　闻）

冬治手上皮肤开裂

在天气寒冷的冬天，许多做家务的老年人都会出现手指皮肤开裂的症状。这虽然不算什么严重的疾病，但是疼痛起来也是很折磨人的。

民间有一些方法看似简单，但是用于防止手指皮肤开裂确实具有积极的参考价值。

第一，使用"紫归治裂膏"。这是使用紫草、当归等中药制成的，有活血、生肌的作用，形状看上去有点像"伤膏药""橡皮膏"之类，可以把它剪成小块贴在洗净的手指皮肤的裂口上面。

第二，"裂口涂抹眼药膏"。手指皮肤开裂严重时，疼痛难熬，可以取金霉素（或红霉素）眼药膏少许，涂抹在皮肤裂口里面，然后再使用止裂膏或护创胶布，止痛、消炎的效果非常好。

第三，使用"开塞露"滋润皮肤。因为"开塞露"中所包含的甘油非常稀薄，比较适合涂抹和吸收。根据几位"钟点工"阿姨介绍：每天早晚用温水洗手后涂之，效果非常好。而且，价格也很便宜。

（朱世荣）

老寒腿巧治疗

许多老人到了冬季时"老寒腿"的患疾就会复发，不仅会疼痛难忍，而且也会影响到正常的生活。某位老人患有"老寒腿"的病症，经一位中医朋友介绍他用"花椒艾叶水"方来泡脚。以后每当冬季来临的时候，老人便采用此方来泡脚，结果其"老寒腿"就基本不复发了。

花椒艾叶水

配方：花椒 20 克、艾叶碎片 50 克、老陈醋 100 毫升和食盐 5 克。

将花椒和艾叶碎片加水 1 000 毫升煮开后，再用文火煮 20 分钟后倒入脚盆中，再将老陈醋和食盐倒入脚盆中，然后略微搅和几下即成为泡脚药水。

先将双脚在脚盆上熏，待水温适合泡脚时便可泡脚。在泡脚之前，先将脚巾浸泡在药水中片刻后拿出并拧干，热敷在双膝上后再泡脚。

泡脚的时间一般为 30 分钟，一旦水温下降时可及时地添加些热水。每天临睡前一小时泡脚，一天一次，最好是坚持天天泡脚。凡有皮肤过敏或者患有皮肤病的老人慎用此方。

（陈抗美）

小雪养生"内外兼修"

小雪节气是寒冷开始的标志，一般在中原地区已开始下雪了，这个时候我们更应该注意养生。

《素问·上古天真论》上说："虚邪贼风，避之有时；恬淡虚无，真气从之，精神内守，病安从来？"又《素问·生气通天论》云："清静则肉腠闭拒，虽有大风苛毒，弗之能害。"古人从内外两个方面说明，对外，要顺应自然界变化和避免邪气的侵袭；对内，要谨守虚无，心神宁静。即思想清净，畅达情志，使精气神内守而不失散，保持人体形神合一的生理状态，也是"静者寿，躁者夭"的最好说明。

孙思邈云："安身之本，必资于食……不知食宜结，不足以生存也。"为避免血液黏稠，此节气应多食保护心脑血管的食品，如丹参、山楂、黑木耳、西红柿、芹菜、红心萝卜等。适宜吃降血脂食品，如苦瓜、玉米、荞麦、胡萝卜等。这个季节还宜吃温补性食物和益肾食品，如羊肉、牛肉、鸡肉、狗肉、鹿茸等；益肾食品有腰果、芡实、山药熬粥、栗子炖肉、白果炖鸡、大骨头汤、核桃等。另外，要多吃炖食和黑色食品如黑木耳、黑芝麻、黑豆等。

小雪节气中，天气时常阴冷晦暗，人们的心情也会受其影响，很容易引发抑郁症。抑郁症的发生多由内因即七情过激所致，七情包括了喜、怒、忧、思、悲、恐、惊七种情志的变化。综观中西医学的观点，为避免冬季给抑郁症朋友带来的不利因素，所以在此节气中要注意精神的调养。清代医学家吴尚说过："七情之病，看花解闷，听曲消愁，有胜于服药者也。"

在小雪节气里，由于室内暖，外面冷，加上人们穿得严实，体内的热气散发不出去，就容易生"内火"，也就是人们常说的上火。建议大家多喝点热汤，比如白菜豆腐汤、菠菜豆腐汤、羊肉白萝卜汤等，既暖和又能滋补津液。这个季节的白菜、萝卜都是当季食物，富含维生素及多种微量元素，而且白萝卜能清火降气、消食，非常适合这个节气里食用。

总之，小雪时节，我们既要顺应季节变化保证身体健康，又要保持心情愉悦舒畅，做到"内外兼修"。

（魏咏柏）

老病号冬至防病

冬至前后，心脏病、脑血管病等慢性病患者，一定要多加小心，这是医生们根据节气变化发出的健康预警。专家提醒老病号们，在冬至前后要注意保暖，慢性病人要认真服药，并密切注意身体出现的异常变化。

在严寒、低气压、温差大的气候状况下，老年人常不能适应，容易感到头昏、胸闷、恶心、全身关节疼痛。民间常说："冬至是老人的一个关口"，这的确有一定道理。为了让老人安全顺利地度过冬至，应该注意采取以下保健措施。

高血压病人要定期测血压，要特别注意血压的变化。在冬季，多数病人血压偏高，必须坚持定时服药，定期测量血压。生活起居要注意保暖，劳逸结合，避免情绪波动，食不过饱，饮食清淡少盐，多吃水果、蔬菜，保持大便通畅。如有头晕目眩，手指发麻，动作不便，说话含糊不清，必须及早就医，这很可能是中风前的症状。

冠心病病人要常备急救药，要注意防治高血压，预防感冒，以免加重心脏负担。要常备些急救药物在身边，如硝酸甘油。平时可选服一些温补的中药，如人参、丹参、附子等，有利于防止血栓形成，避免突发心肌梗阻。

肺气肿病人别滥用镇咳药，要特别注意防寒保暖，预防伤风感冒，忌吸烟。中药中人参、白木耳、灵芝草、冬虫夏草、黄芪等有扶正补气的作用，可以选用。慢性支气管炎、肺气肿病人，如果病情继续发展，可引起肺心病。这时，病人可有口唇发紫、下肢水肿的症状。肺心病病人一般多痰，有痰就要咳出，以免阻塞呼吸道引起继发感染，痰液黏稠时，可用化痰药，注意不要滥用镇咳药。咳嗽加重或痰呈脓性，应遵医嘱及早适当加用抗生素。

肝硬化病人要当心呕血，在冬至期间呕血将大大增加危险性。为了减少这种危险，肝硬化病人应注意保暖，防治便秘，忌屏气、腹部肝区受压和受冲击，避免较重体力劳动，力戒情绪波动和大动肝火。禁止食用煎炸及刺激性食物。肝硬化病人若突然头晕、心慌、出冷汗、手足凉、脉搏快，应警惕静脉破裂出血。若已呕血，则须镇定，立即卧床，注意保暖，并迅速送至医院。

（顾　年）

冬至养生"四要素"

冬至是按天文来划分的节气之一，古称"日短""日短至"。冬至当天，太阳位于黄经270度，阳光几乎直射南回归线，是北半球中全年白昼时间最短的一天。冬至过后，随着地球在绕日轨道上的运行，阳光直射地区便会逐渐北移，从而致使北半球的白天逐渐增长，而夜间时间则逐渐缩短。按照传统时令养生而言，冬至前后的"养生、风俗、进补、起居"这四个方面异常重要，具体内容如下：

养生 冬至养生之要诀主要概括为：早卧晚起，必待日光。宜温暖衣，饮食方面不可贪凉以利于养阴，宜减酸增苦以养心气。药宜沉，以顺"封藏"，宜常用温热养肾之方，填补精血为来春生发之本，并添加阳气。

风俗 按传统做法，我国大部分地区习惯自冬至日起"数九"，每九天为一小节，共分九九八十一天。就此，民间还流传着一首传统民谣："一九二九不出手，三九四九冰上走，五九六九看河柳，七九河开，八九燕归来，九九加一九，耕牛满地走。"民谣生动形象地反映出不同时节的变化。在冬至这天，我国大多食俗是吃饺子，故有"冬至饺子夏至面"一说，但在南方却有吃馄饨或汤圆的食俗。

进补 冬令进补的最佳时间是冬至后的前"三九"。入冬后，人体生理活动处于抑制状态，新陈代谢也随之减慢。而根据中医"冬主藏闭"之理念，冬藏精系自然规律，冬令进补可使营养物质转化成的能量储存于体内，以滋补五脏。进补的方式一般有两种，一是食补，二是药补。俗话说的"药补不如食补"，其实是有一定科学道理的。体质为阳虚的人，其食补应以羊肉、鸡肉等温热性食物为主；羊肉、鸡肉具有温中、补精、填骨髓之功效。阴阳俱虚以牛骨髓、蛤蟆油等为宜，具有壮阳、滋阴之作用。而阴虚体质则可补鸭肉、鹅肉等，其性味甘平，据《本草纲目》曰："鹅肉补五脏、止消渴、补虚益气。"此外，甲鱼、龟肉、莲藕、木耳、瘦肉、蛋类及豆制品等也是不错的选择。

起居 在养生学上，冬至之所以是一个较重要的节气，主要是因为"冬至宜养生"。一般来说，人至中年以后，即应不断加强健身活动。具体讲可分以下三个方面：首先要经常参加体育锻炼；其次要注重精神方面的调养；最后要注意节欲保精。

（曹月琴）

三九补一冬

"万物皆生于春,长于夏,收于秋,藏于冬,人也亦之。""冬,终也,万物收藏也。"也就是说,冬天是进补的绝佳季节。高吸收,低消耗,滋补效果十分显著。自然而然,"补冬"这一汉族节日饮食习俗逐渐形成。所谓"补冬",就是在立冬之后想方设法大力进食营养,滋补身体。根据中医的理论,入冬即补并不是一个好的选择,反倒是到了冬至再补,才能收到最佳效果。中医素有"冬至一阳生"之说,意思是人体内阳气蓬勃生发,最容易吸收外来的营养,发挥其滋补功效。冬至是一年中人体阴气极盛而阳气始生的转折点,滋补自是事半功倍。

结合"三九补一冬,来年无病痛"的古代养生智慧来调养身体是最为正确的食补选择。古时的冬至很热闹。"北方食饺,南方吃粑,冬至狗肉香天下"就是从古流传至今的冬至风俗。至于吃狗肉也成为很早以前就有的冬至风俗。入冬吃狗肉的确有进补的作用。李时珍在《本草纲目》中说:"狗肉能安五脏，轻身益气，宜肾、补胃、暖腰膝、壮气力、补血脉、实下焦。"因此，仅从医学和养生的角度来看，冬至吃狗肉的风俗还是不错的。

冬令进补常选择于冬至日开始。温而不散、热而不燥、温热养阳是进补食谱的主要调性，而饮食调养则是最主要的调养方式。生冷少食、燥热不宜，滋阴潜阳的食物最为上等。

虽然说冬天是身体积蓄和保养的好时机，但适可而止、因人而异也很重要，切勿盲目进补。过多的进补不仅给肠胃造成很大的负担，损伤肠胃功能，还会适得其反。无论什么补药，长时间过多服用，必然会产生毒副作用。黄芪在高热、大渴和便秘等实热证时服用，会危害健康。患有肾结石和高血压等实证的老年人，服用人参可使病情加重甚至发生意外。过量服用参茸类补药，可引起腹胀、不思饮食。

进补还要注意的一点就是切勿以药代食、重药物轻饮食。中国古人早就有"医食同源，药食同根"之说。许多食物同时又是有效的药物，合理调节饮食，也能起到帮助治疗作用。多吃南瓜可改善血糖，多吃萝卜可健胃消食、顺气宽胸、化痰止咳等。

"补冬"的最大误区就是不分虚实、不分对象、人人都补。冬季严寒，老百姓总觉得家人都要补补，以使得身体健康，安全过冬。然而，实际上并非每个人都要冬令进补。体质强健的人就不需要进补，身体虚弱的人，才适宜进补。这样才能对症下药，起到补益强身的作用。

中医强调进补的原则是"虚则补之"。非虚证患者是不需要进补的。而虚证又分阴虚、阳虚、气虚、血虚和气血两虚等，对症服药才能补益身体。不分虚实诸症，乱用补药，只能越补越糟。因此，冬季进补要先辨别体质，明确是否需要进补；然后再根据自身体质特点，决定如何进补。

"补冬"从实际出发，去什么补什么，切忌盲目跟风，人家补什么我就补什么。比如体质偏热的人吃狗肉就易流鼻血，患糖尿病、高血压、冠心病的病人和消化不良的人不宜吃高热量和高脂肪的东西。

冬天食补忌油腻，以清淡为主。进补时，要使肠胃有个适应过程，最好先做引补，一般来说，可先选用炖牛肉红枣、花生仁加红糖，亦可煮些生姜大枣牛肉汤来吃，以调整脾胃功能。

（隽　秀）

大寒时节养生要领

大寒节气是一年二十四节气的最后一个节气。因"寒气之逆极，故谓大寒"，所以大寒是天气寒冷到极点的意思，是表示天气寒冷程度的节气。大寒的养生，要着眼于"藏"，此时是感冒等呼吸道疾病的高发期，在我国大部分地区仍是一年中最为寒冷的节气，所以有"小寒大寒，冰冷成团"的谚语。大寒虽是最为严寒之时，但寒极必暖，阴极阳生，隐隐中已可感受到大地回春的迹象。因此，大寒养生要适应季节由冬向春的转变，可从以下四个方面进行调养：

御寒保暖不能忘 俗话说，"大寒大寒，防风御寒"，可见"大寒"时节养生保健的重点是防寒、防病。首先，要防风、防冻，御寒保暖。要随着气温的变化随时增减衣服，出门时要戴上口罩、帽子和围巾等。要坚持每天用冷水洗脸，热水泡脚，预防感冒等呼吸系统疾病的发生。另外，还要重视高血压、冠心病、糖尿病等慢性病的治疗。

饮食调养不宜断 大寒节气与立春相接，所以饮食调养要根据季节的变换作相应调整。首先，冬令进补应逐渐减少，以逐渐适应春季舒畅、升发、条达的季节特点，如在吃温补的肉类时，不宜再多吃生姜、大葱等辛散的食物，也不适合大量饮酒；并应适当增添一些具有升散性质和滋阴润燥的食物。从大寒开始，就应该选择一些清淡的食物，让膏腻厚味与清淡食物一块吃，以使脾胃慢慢适应。

体育锻炼不要怠 冬季易使人身心处于低落状态。改变情绪低落的最佳方法就是活动，比如快走、慢跑、跳绳、踢毽子等都是消除冬季烦闷，保养精神的良药。大寒时节的运动还应注意循序渐进和运动强度，不宜过度激烈，避免扰动阳气。

蓄精藏神不可违 随着春节的临近，此时人们将在欢乐喜庆的气氛中迎来一年一度的新春佳节。但此时仍处于生机潜伏、万物蛰藏的时期，人体的阴阳消长代谢还处于相对缓慢的时候，阴精仍需继续陪护，阳气不可过早扰动。所以，人们在此期间要做到早睡晚起，劳逸结合，养精蓄锐，使精气内聚以润五脏，从而增强身体的免疫力。

（晓 隽）